JN292866

グラウンデッド・セオリー・アプローチを用いたデータ収集法

戈木クレイグヒル 滋子 = 編著

新曜社

はじめに

　1990年代半ば以降、わが国でも質的研究法に関する多くの書籍が出版されるようになり、原著論文の数が増えています。この流れは医療をフィールドとする研究領域にも影響を及ぼし、証拠に基づいた医療のための情報を収集・吟味することを目的とするシステマティック・レビューで作成されたコクラン・ライブラリでさえ、質的研究の結果をどう取り入れるかを検討しています。また、質的研究によって導き出された知見を統合するメタ・シンセシス（Meta-Synthesis）や、質的研究と量的研究を合わせたミックスド・リサーチ・メソッド（Mixed Research Methods）も、これまで以上に注目されています。[1]

　ここでは、このような状況の変化の中で、なぜ私がこの本を書こうという気持ちになったのかを述べさせていただきたいと思います。

今までにおこなってきたこと

　私は、1つひとつの研究は小石のようなものだと思っています。単体で完結することが多い芸術作品とは異なり、ある分野を発展させるためには、小石を積み上げるように研究成果を重ねていく必要があり、そのためには、個々の研究を積み上げやすい形にして発表する作業が必要となります（図1）。しかし、残念なことに、質的研究法を用いた論文の中には、積み上げにくい形をした作品が多いような気がします。それぞれの論文を見ると魅力的なデータが含まれたものが少なくないのに、これは大変もったいないことです（図2）。

　良い質的研究作品を作り上げるためには、自分という道具の精度を高め、思い込みや通念などのバイアスを最小限にして、独創的であると同時に、他者にも理解できるデータの解釈や理論を提示することが必要となります。

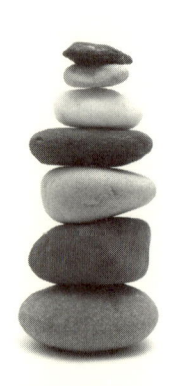

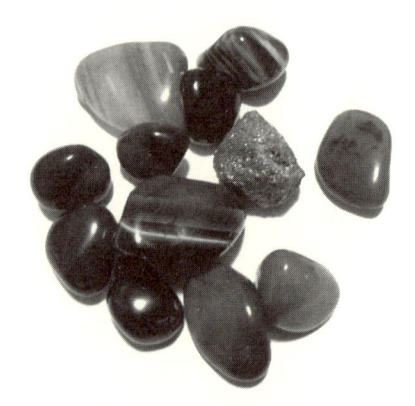

図1　研究成果の積み上げ　　図2　積み上げのない研究

　グラウンデッド・セオリー・アプローチ（以下 GTA）はそれを可能にする可能性を秘めた方法だと思いますが、1994年に帰国した時に、かなり誤解した使われ方をされていると感じました。
　そこで、初心者が GTA を理解し、使いこなしやすくするために、ストラウス版の GTA を一歩進め、**プロパティ**（分析者の視点）と**ディメンション**（プロパティから見たデータの位置づけ）を軸にした分析をオリジナル版以上に強調した上で、**カテゴリー関連図**によって現象を把握するという方法を提案しました。プロパティとディメンションを意識的に使うことによって、分析者に自分の見方と、そこから見たときにデータがどう位置づけられるのかを意識させることができます。そこにさらにカテゴリー関連図を加えることによって、自分流の分析を無自覚に進めてしまう危険性を減らしたいと考えたのです（戈木クレイグヒル，2006, 2008, 2010, 2013）。

本書でおこなってみたいこと

　この**プロパティとディメンション**を軸にし、**カテゴリー関連図**によって現象を把握するという方法を提案してから10年になろうとしていますが、GTA は本当に根付いたといえるのだろうかと、ここ数年、気になっていま

した。たまたま、『Routledge International Handbook of Qualitative Nursing Research』の監修者であるBeck博士から、日本における質的研究の現状についての章を依頼され、よい機会なので、日本の医療系の雑誌に発表された質的研究法を用いた原著論文数の推移と、GTAを用いたとする原著論文の中でGTAが適切に使われているのかを検討しようと考えました。

この結果については1章で紹介しますが、数という点から見れば、質的研究法を用いた論文の数は劇的に増えているにもかかわらず、質という点ではいろいろな問題が散見されることがわかりました。なかでも、リサーチ・クエスチョンが明示されていない論文が多いこと、データ収集の手順や内容に関して記載されていない論文が少なくないことが気になりました。

振り返れば、**研究法＝分析法という誤解**があるように思います。質的研究法の講演といえば、いつも分析法の概説を依頼されます。多くの質的研究法に関する書籍では、データ分析の説明に大部分のページが割かれており、私自身も本の中でデータ分析を中心に説明してきたと反省させられます。しかし、ある分析法を使うためには、それに適したデータが必要です。良いデータが収集できなければ、良い分析はできません。

以上のような状況を鑑みたときに、データ収集法を中心に据えた参考書が必要だと考えるようになりました。本書では、慶應義塾大学大学院健康マネジメント研究科の「データ収集法トレーニングゼミ」における院生とのやりとりを紹介しつつ、GTAを用いた研究をおこなう際のリサーチ・クエスチョンの立て方および確認の方法、インタビュー法と観察法を用いたデータ収集の方法を紹介したいと思います。

本書の構成

本書の「第Ⅰ部　グラウンデッド・セオリー・アプローチを用いたデータ収集法の基本」では、日本におけるグラウンデッド・セオリー・アプローチの定着状況（1章）を検討したあと、データ収集法の基本を身につけていただくために、リサーチ・クエスチョンと研究の流れ（2章）、GTAを用いたデータ収集法（3章）、データ分析法（4章）の順で説明します。

後半の「第Ⅱ部　データ収集法トレーニングゼミ」では、ゼミでのデータ収集法のトレーニングとディスカッションの状況を紹介します。まず、ゼミの概要を紹介したあと（5章）、リサーチ・クエスチョンを検討したゼミの状況（6章）を紹介します。そして、インタビュー法を用いて院生が収集したデータを検討したゼミの状況を髙嶋さんが紹介します（7章）。

　つぎに、観察法についてのゼミは、映像を使ったトレーニングからはじめました。映像からのデータ収集のトレーニングは、大きな学びが期待できるものの準備が大変です。8章は、実際にデータ収集ゼミに準備から関わった安田さんが紹介します。また、そこで収集されたデータの分析のゼミを岩田さんが紹介します（9章）。

　続いて、院生が観察法を用いて収集したデータの検討を、安田さんが（10章）紹介し、章の最後で、観察法で収集したデータとインタビューデータを統合する方法を学びます。そして、次の章では作成されたテクストの分析ゼミを岩田さんが紹介します（11章）。さいごに終章では、10章と反対に、観察法にインタビュー法を加えるという方法を使って東京藝術大学大学院音楽研究科で博士論文研究のデータ収集をおこなった三橋さんが、そのプロセスを紹介してくれます（12章）。

　執筆を担当してくれた4人は、数年にわたってこのゼミに参加し、ゼミを盛り上げてくれている人たちです。執筆作業では、ゼミの状況を録音したデータとメモをもとに、各章の担当者が原稿案を作りました。その後、原稿は担当者、副担当者、そして私の間を行き来しながら仕上がっていきました。ゼミでのやりとりを通してデータ収集の方法を伝えるというスタンスは共有されているものの、各章はそれぞれの担当者の個性が発揮されたおもしろい仕上がりとなったと思います。もともとは三橋さんの章と対の形で、データ収集の経験を書いてくれるはずだった照屋君（仮名）が忙しくなり、それができなくなってしまったのは残念でしたが、ともかくも目指したものが形になって嬉しく思います。

　この場をお借りして、ゼミで共有したデータや発言を本書に使用することを快く許可してくれた大学院生の方々へお礼を申しあげます。また、新曜社の塩浦暲社長には、出版の機会を与えていただき、いつものように暖

かく見守っていただきました。心から感謝いたします。

　本書を通して、読者のみなさまがGTAにふさわしいデータを収集する方法を学んでくださることを願ってやみません。

[註]

[1] 医療関係者や医療政策決定者、さらには消費者に、合理的な意思決定に供することを目的として、イギリスの国民保健サービス（National Health Service）の一環として始まったもので、根拠に基づいた医療（Evidence-based medicine）の情報インフラストラクチャーと呼ばれています。データベースは、主にランダム化比較試験に基づくコクラン・システマティック・レビュー（Cochrane Systematic Reviews）で作成されています。
http://www.med.teikyo-u.ac.jp/~ebm/cochrane_contents.htm

[文献]

戈木クレイグヒル滋子（2016）『グラウンデッド・セオリー・アプローチ ── 理論を生みだすまで（改訂版）』新曜社
　　グラウンデッド・セオリー・アプローチをどう用いるのかを説明した入門書です。

戈木クレイグヒル滋子（2008）『実践 グラウンデッド・セオリー・アプローチ ── 現象をとらえる』新曜社
　　上記の続編で、グラウンデッド・セオリー・アプローチの基本を学んだ人が、実際の研究で収集した大量のデータをどう分析するのかを説明したものです。

戈木クレイグヒル滋子（2013）『質的研究法ゼミナール ── グラウンデッド・セオリー・アプローチを学ぶ（第2版）』医学書院
　　ゼミを通してグラウンデッド・セオリー・アプローチを学ぶまたは教える方法をまとめたものです。初版は2005年でしたが、その後2008年の増補版を経て、大幅に書き替えた改訂版になっています。

戈木クレイグヒル滋子（2014）『グラウンデッド・セオリー・アプローチ　分析ワークブック（第2版）』日本看護協会出版会
　　グラウンデッド・セオリー・アプローチを用いた分析法を独学で学ぼうとする人向けのワークブックで、各章には練習問題とカテゴリー関連図までの回答例を示しています。2010年に発刊したものを基に書き替え、第2版となりました。

目　次

はじめに　　*i*

第Ⅰ部　グラウンデッド・セオリー・アプローチを用いたデータ収集法の基本　　*1-54*

1章　日本におけるグラウンデッド・セオリー・アプローチの定着状況 ── *3*

1. 質的研究法を用いた原著論文数の増加　　*3*
2. グラウンデッド・セオリー・アプローチは正確に識別されているか　　*5*
3. グラウンデッド・セオリー・アプローチは適切に用いられているか　　*7*
   - (1) グラウンデッド・セオリー・アプローチを選択した理由の説明　　*7*
   - (2) 研究法に関する説明　　*8*
   - (3) 複数の研究法の併用　　*9*
   - (4) データ収集　　*9*
   - (5) データ分析　　*11*
   - (6) 新しい知見　　*16*
4. けっきょくグラウンデッド・セオリー・アプローチは根付いたのか　　*16*

2章 リサーチ・クエスチョンと研究の流れ ——— 21

1. 研究テーマの設定　23
2. 先行研究の文献検討　25
3. リサーチ・クエスチョン　25
   - (1) リサーチ・クエスチョンの特徴　26
   - (2) 質的研究におけるリサーチ・クエスチョン　27
   - (3) リサーチ・クエスチョンの確認をおこなう時期と内容　27
   - (4) リサーチ・クエスチョンの例　29
4. 研究デザインと研究法の決定　30
5. 収集するデータ項目の決定　32
6. 研究計画書の作成と倫理申請　32

3章 グラウンデッド・セオリー・アプローチを用いたデータ収集法 ——— 35

1. インタビュー法によるデータ収集　35
   - (1) データ収集の方法　36
   - (2) テクストの作成　37
   - (3) テクストの検討　38
2. 観察法によるデータ収集　39
   - (1) 「地」と「図」をとらえる　39
   - (2) テクストの作成　41
   - (3) テクストの検討　43
3. インタビュー法と観察法を用いて作成したテクストの統合　44

4章　グラウンデッド・セオリー・アプローチを用いた データ分析法 ──────── 47

1. グラウンデッド・セオリー・アプローチを 用いた分析法の特徴　　　　　　　　　47
   - (1) 概念の抽出　　　　　　　　　　　48
   - (2) 分析の中核となるプロパティとディメンション　48
   - (3) カテゴリー関連図　　　　　　　　49
   - (4) 分析が間違った方向に進まないための仕組み　50
   - (5) 交互におこなうデータ収集と分析　50
2. グラウンデッド・セオリー・アプローチを 用いた分析法の手順　　　　　　　　　51
   - (1) オープン・コーディング　　　　　52
   - (2) アキシャル・コーディング　　　　53
   - (3) セレクティブ・コーディング　　　54

第Ⅱ部　データ収集法トレーニングゼミ　　　55-214

5章　データ収集法トレーニングゼミの概要 ──────── 57

1. ゼミのねらい　　　　　　　　　　　57
2. ゼミの概要　　　　　　　　　　　　58

6章　リサーチ・クエスチョンの検討 ──────── 63

1. リサーチ・クエスチョンの立て方　　63
2. インタビューにおけるリサーチ・クエスチョン　66
3. 観察におけるリサーチ・クエスチョン　68
4. データ収集後の確認　　　　　　　　69
5. 院生の学び　　　　　　　　　　　　74

7章 インタビューデータの収集 ――――― 髙嶋希世子　77

    1. インタビューの実際　　　　　　　　　　　　　77
    2. テクストの検討　　　　　　　　　　　　　　　78
        (1) 自然な流れの中でインタビューが進んでいるか　78
        (2) 語り手の話を受けて、適切な質問ができているか　80
        (3) リサーチ・クエスチョンに沿って必要なデータを
            収集するための舵取りがうまくとれているか　80
        (4) 聞き手より語り手が話した量の方が多いか　82
        (5) 総論的な話ではなく、具体的な話を聞くことが
            できているか　82
        (6) リサーチ・クエスチョンに対応した答えが
            得られたか　83
        (7) リサーチ・クエスチョンに含まれる言葉を、イン
            タビューデータによって説明することができるか　84
        (8) インタビュー前には想像できなかった内容が含ま
            れているか　85
    3. リサーチ・クエスチョンの再検討　　　　　　　85
    4. 院生の学び　　　　　　　　　　　　　　　　　86

8章 映像を使った観察データ収集 ――――― 安田恵美子　87

    1. トレーニングに用いた映像データの概要　　　　87
    2. 「地」をとらえる　　　　　　　　　　　　　　88
        (1) 全体の状況をとらえる　88
        (2) 見取り図を描く　90
        (3) 時間の流れに沿って生じた出来事を書く　92
    3. 「図」をとらえる　　　　　　　　　　　　　　93
        (1) リサーチ・クエスチョンの設定　93
        (2) リサーチ・クエスチョンに基づいた観察　95
    4. テクストの作成　　　　　　　　　　　　　　　96
        (1) リサーチ・クエスチョン設定前のテクスト　97

			(2) リサーチ・クエスチョン設定後のテクスト	97
	5.	データ収集後の理論的サンプリング		103
	6.	院生の学び		105

9章　映像から収集したテクストの分析 ———— 岩田洋子　107

1. ゼミの概要　107
2. テクストの分析　107
    - (1) ラベル名の付け方　121
    - (2) カテゴリーの作り方とカテゴリー同士の関連づけ　123
    - (3) 理論的比較と理論的サンプリング　131
3. 院生の学び　133

10章　観察法を用いたデータ収集 ———— 安田恵美子　135

1. データ収集計画　135
2. テクストの検討　138
    - (1)「地」をとらえる　138
    - (2)「図」をとらえる　143
3. 観察データとインタビューデータの統合　145
4. データ収集後の理論的サンプリング　148
5. 院生の学び　149

11章　インタビューデータに観察データを加えた
テクストの分析 ———— 岩田洋子　151

1. ゼミの概要　151
2. 統合テクストの検討　162
    - (1) リサーチ・クエスチョンに応じた統合　162
    - (2) 質の高いテクストの作成　164
3. 統合テクストの分析　166
    - (1) ラベル名の付け方　167

　　　　(2) カテゴリーの作り方とカテゴリー同士の関連づけ　*169*
　　　　(3) 理論的サンプリング　*182*
　　4. 院生の学び　*184*

12章　観察法にインタビュー法を加えたデータ収集
　　　　　　　　　　　　　　　　　　　　　　　三橋さゆり　*199*

　　1. 研究の概要　*199*
　　　　(1) 観察法とインタビュー法の併用　*199*
　　　　(2) データ収集の方法　*200*
　　　　(3) テクストの作成　*203*
　　2. ゼミでの検討内容　*206*
　　　　(1) データの収集　*206*
　　　　(2) テクストの作成　*208*
　　3. テクストの分析　*213*
　　4. 今後のデータ収集と分析　*214*

　おわりに　*215*
　索　　引　*216*

　　　　　　　　　　　　　装幀＝吉名　昌（はんぺんデザイン）

第Ⅰ部
グラウンデッド・セオリー・アプローチを用いたデータ収集法の基本

1章
日本におけるグラウンデッド・セオリー・アプローチの定着状況

　この章では、本書を書くきっかけとなった、日本におけるグラウンデッド・セオリー・アプローチ（以下 GTA）の定着状況を検討した結果を紹介します。まず、質的研究法を用いた原著論文の発表数の年度別推移を明らかにした後、GTA が論文の中でどのように使われているのかを紹介したいと思います。

1. 質的研究法を用いた原著論文数の増加

　ここでは、医学中央雑誌（以下、医中誌）Web を用いておこなった検索の結果を紹介します（表 1-1）。医中誌 Web は国内の医学、歯学、薬学、看護学、獣医学およびその関連分野の刊行物を収録したわが国最大の医学文献抄録誌です。ただし、この Web では【質的研究】が階層構造上の最下位の統制語として登録されているために、【質的研究】という統制語では適切な検索結果が得られないと思われました。そこで、検索対象とする 11 の質的研究法を選びました[1]。
　くわえて、質的研究法を使った論文は 1990 年代に入るまでほとんど発表されていないことがわかったので、1990 年から 2010 年までの間に発表された原著論文を検討対象にしました。表 1-1 には、21 年間の原著論文の総数と、選択した 11 の質的研究法を用いた原著論文の年度毎の件数を示しました。
　質的研究法を用いた原著論文の発表数は、年を追うごとに増え続けています。2000 年と 2010 年とを比較すると、わずか 9 年の間に 10 倍以上の

表1-1 研究法別論文数の推移

発表年	KJ法[1]	グラウンデッド・セオリー・アプローチ[1)2)]	内容分析[1]	ナラティヴ[3]	ライフストーリー/ライフヒストリー[4)5)6)]	現象学[1)7)]	アクション・リサーチ[1]	フィールドワーク[5)8)]	エスノグラフィー[5)8)]	エスノメソドロジー/会話分析[5)9)]	談話分析[5)/ディスコース分析[5)10)]	合計
1990	0	0	0	0	0	0	0	1	0	0	0	1
1991	0	0	0	0	0	0	0	0	0	0	0	1
1992	0	0	0	0	0	0	0	2	0	1	0	3
1993	0	0	0	0	0	0	0	1	0	0	0	1
1994	0	0	0	0	1	1	0	1	0	0	0	3
1995	0	0	0	0	0	1	0	1	1	0	0	3
1996	0	0	0	0	1	0	0	2	0	0	0	2
1997	1	0	0	0	1	1	0	0	0	1	0	3
1998	2	0	0	0	1	2	0	1	0	0	0	7
1999	0	0	0	0	7	2	0	2	0	0	0	11
2000	8	1	4	0	13	8	1	0	1	0	0	35
2001	15	7	7	0	8	7	2	2	2	0	1	48
2002	31	16	19	0	20	8	1	2	1	0	0	99
2003	40	15	27	0	20	6	2	5	1	0	2	118
2004	39	20	40	1	14	8	1	1	2	1	1	128
2005	65	37	30	3	19	4	6	2	1	3	0	170
2006	85	42	55	21	21	2	7	12	2	3	1	250
2007	103	59	31	68	22	7	12	3	7	3	1	316
2008	72	59	40	70	24	16	4	4	4	1	0	294
2009	88	86	63	78	26	10	7	6	5	3	2	374
2010	69	90	74	96	26	6	3	4	5	1	0	374
合計	618	432	390	337	223	75	58	51	31	17	9	2241
%	27.6%	19.3%	17.4%	15.0%	10.0%	3.3%	2.6%	2.3%	1.4%	0.7%	0.4%	100.0%

1) 統制語として扱われているので、シソーラス機能を使って検索しました。
2)「グラウンデッド・セオリー・アプローチ」という統制語で検索された中には、修正版グラウンデッド・セオリー・アプローチを用いた論文も含まれています。
3) ナラティヴの統制語である。【語り】を使い、シソーラス機能を使って検索しました。
4) ライフストーリーの統制語である【生活史】、All Field で検索しました。
5) 統制語がなかったので、All Field で検索しました。
6)「ライフストーリー」「ライフヒストリー」は重複が多いので一緒に扱いました。
7)「解釈学的現象学」は「現象学」で検索された文献に重複が3本ありました。検索された文献が全て「現象学」で検索された文献と重複したので、「現象学」としました。
8)「フィールドワーク」と「エスノグラフィー」で重複した文献がありますが、独立したものと考えて一緒に扱いました。
9)「会話分析」と「エスノメソドロジー」から独立したものではありますが、一緒に扱いました。
10)「談話分析」と「ディスコース分析」とはほぼ同じものと考えて一緒に扱いました。

数になっていますから、数の増加から見ると、質的研究は普及してきたということができそうです。くわえて、研究法別に見ると、KJ法、GTA、内容分析、ナラティヴの順で多く使われていることもわかります。

2. グラウンデッド・セオリー・アプローチは正確に識別されているか

このように、質的研究法を用いた論文は増加しているものの、質の面はどうなのかと考え、GTAを用いた論文について検討することにしました。なお、本書でGTAと呼ぶものは、ストラウスとグレイザーによって開発されたオリジナル版のGTA（1967）を指し、手順や技法についてはストラウス版（1987）から派生したストラウス＆コービン版（1998）、コービン＆ストラウス版（2008）、戈木クレイグヒル版[2]（2008, 2013, 2014, 2016）を指します。

【グラウンデッド・セオリー・アプローチ】という統制語によって、2000年から2010年の間に発表された432本の原著論文が検索されました（表1-1）。しかし、各論文を検討すると、修正版グラウンデッド・セオリー・アプローチ（Modified Grounded Theory Approach; 以下M-GTA）を用いた213本、要旨の中にグラウンデッド・セオリー・アプローチという言葉を使ったために検索されてしまった量的研究6本が含まれており、最終的に、本書でGTAとする研究法を用いた原著論文は、213本でした（表1-2）。

ところで、M-GTAを用いた213論文を検討したところ、文中の記述や引用文献からM-GTAを使ったことが明確であるにもかかわらず、「GTAを用いた」と書かれたものが34論文もありました。これは、M-GTAを用いた213論文中の16.0％にあたります。これらの論文の筆者は、M-GTAをGTAだと誤解している可能性が高く、GTAとM-GTAが混同された状況にあることが推測されました。

研究法として考えたときに、M-GTAとGTAの分析の方法はかなり異

表1-2 【グラウンデッド・セオリー・アプローチ】で検索された[1] 論文の内訳

使用した研究法	論文数（％）
グラウンデッド・セオリー・アプローチ	213（49.3）
修正版グラウンデッド・セオリー・アプローチ	213（49.3）
「修正版グラウンデッド・セオリー・アプローチを用いた」と書かれたもの[2]	179（84.0）
「グラウンデッド・セオリー・アプローチを用いた」と誤って書かれたもの[3]	34（16.0）
小　　　　　計	213（100.0）
量的研究[4]	6（1.4）
計	432（100.0）

1) 医中誌Webにはグラウンデッド・セオリー・アプローチが統制語として扱われているので、シソーラス機能を使って検索しました。
2) 「修正版グラウンデッド・セオリー・アプローチを用いた」と書かれたにもかかわらず、「グラウンデッド・セオリー・アプローチ」という言葉が含まれているために検索されてしまった論文
3) 修正版グラウンデッド・セオリー・アプローチを用いたにもかかわらず、「グラウンデッド・セオリー・アプローチを用いた」と書かれた論文
4) 量的研究であるにもかかわらず、要旨に「グラウンデッド・セオリー・アプローチ」という言葉が含まれていたために検索されてしまった論文

なっています。M-GTAではストラウス版GTAで重視されている「切片化」「プロパティ、ディメンション」「軸足コーディング」を使用しないことによる作業の簡略化が提案された上に、GTAの特徴である「データ収集と分析とを交互に同時並行しておこなう」という方法を用いず、データをまとめて収集し、それらを分析した後に必要に応じてデータを追加収集するという方法が使われています（木下，2003）。

これらの相違点を考慮すると、GTAとM-GTAはまったく似て非なるものであると考えるのが自然です。この点については、木下も「修正版M-GTAと他のタイプの違いは、特に技法面において相当大きいということをまず念頭においてもらいたい。（中略）修正版は修正版として単品として理解されたい。データをいかにコーディングするかという分析の根幹に関わる違いだからであり、ごっちゃにするとどちらの方法も適切に理解できなくなる」（木下，2003，p.18）と、『グラウンデッド・セオリー・アプ

ローチの実践』の序論で述べています。

　とはいうものの、M-GTA を使ったにもかかわらず、GTA を用いたと書いた論文が 34 本もあったという状況から考えると、M-GTA と GTA が似たもの（または同じもの）だという誤解は根深いように思われます。もちろん、これは論文執筆者が GTA と M-GTA の違いを理解していないために生じてしまったわけですが、M-GTA という名前が GTA と似ている上に、1999 年から 2005 年にかけて木下が出版した 3 冊の本（1999, 2003, 2005）の書名が、『グラウンデッド・セオリー・アプローチ』であったことが影響した可能性は否めません。[3]

　M-GTA はいろいろな点で優れた研究法であると思いますが、GTA とはまったく異なる方法であることを明確にしておく必要があります。名前が似ていることによって生じた混乱は、双方の研究法の発展にとってマイナスになることが憂慮されるからです。

3. グラウンデッド・セオリー・アプローチは適切に用いられているか

　表 1–2 にあるように、GTA を用いた論文は 213 本でしたが、さらにそれらの文献を 1 つずつ検討すると、原著論文としての形式が整っていないものが 51 本と[4]、文献検討と研究法に関する論文が 1 本ずつ混ざっていました。そこで、これらを省いた 160 本の原著論文について GTA がどう用いられているのかを、(1) GTA を選択した理由の説明、(2) 引用された研究法に関する説明、(3) 複数の研究法の併用、(4) データ収集、(5) データ分析、(6) 新しい知見、という点から検討しました。

(1) グラウンデッド・セオリー・アプローチを選択した理由の説明

　研究法は、データを適切に収集し、適切な分析をおこなうためのサーチライトのような役割を果たすものです。当然、リサーチ・クエスチョンに

表 1-3 グラウンデッド・セオリー・アプローチを選択した理由の説明

年度	発表論文数	適切	不適切	記載なし
2001	2	0	0	2
2002	7	3	0	4
2003	7	1	0	6
2004	11	1	0	10
2005	11	5	0	6
2006	18	2	4	12
2007	21	1	3	17
2008	16	6	0	10
2009	30	12	5	13
2010	37	12	1	24
合計（%）	160 (100.0%)	43 (26.9)	13 (8.1)	104 (65.0)

照らして慎重に選択されなくてはなりません。GTA は、ある状況から異なる状況に変化するときに、どのような行為や相互行為によってどのようなプロセスが生じているのかを、プロセスのバリエーションをも含めて把握しようとする方法です。したがって、何らかの変化のある現象を対象とした研究に適した方法だといえます。

今回検討した論文の中には、リサーチ・クエスチョンが明示されていないものが多く、なぜ研究法として GTA を選択したのかという理由がまったく記されていないものが 65.0％ もありました。また、理由が書かれているものの中にも、8.1％ の論文には GTA が十分に理解されていないのではないかと思われる説明が記されており、最終的に、適切に選択理由が説明されていた論文は 26.9％ にすぎませんでした（表 1-3）。

(2) 研究法に関する説明

30.6％ の論文には、GTA に関する書籍が引用されていませんでした。しかも、それらの論文の約半数（46.9％）には、どのような手順を踏んで

データを収集したのか、どう分析したのかの両方が十分に説明されていませんでした。

(3) 複数の研究法の併用

160論文の中には、GTAとM-GTAを併用したものが14論文、GTA、M-GTA、KJ法の3つを併用したものが1論文ありました。複数の異なる方法を使用すること自体は悪いアイデアではありませんが、その場合には、どのような認識論をもとにして、それぞれの分析法のどの部分をどう使用したのか、全体として矛盾のない分析となるようにどう配慮したのかを十分に説明する必要があります。しかし、複数の分析法を併用した論文を検討すると、併記された方法のどれか1つだけが用いられるか、またはどの方法でもない自己流の分析がおこなわれており、残念ながら複数の研究法が効果的に併用されたとは評価できませんでした。

(4) データ収集

本来、どのようなデータを収集するのかと、どう分析するのかは、対になったもので、研究法の中でデータの収集法と分析法とを切り離して考えることはできません。しかし、対象となった論文のデータ収集に関する記載を見る限り、研究法は分析法だけを指すと誤解されているのではないかと憂慮されました。ここでは、(a) 研究対象と倫理的配慮、(b) データ収集に関わる問題について検討したいと思います。

(a) 研究対象と倫理的配慮

研究に必要な協力者や事例の数は、研究の内容やどのくらいリッチなデータを収集できたのかに左右されるため、いくつ以上で十分かを数だけで判断することはできませんが、概念同士の関係づけと、それによって表現するプロセスをなるべくたくさん示すことが重視されるGTAでは、意味のある結果を提示するためには、少なくとも30事例は必要だといわれ

ています。ところが、希有な現象を対象にしたとは思えないのに協力者数が10人以下と少ない論文が55本もあり (34.4%)、これらの論文では、研究内容と照らし合わせて考えても、協力者数が不適切だと思われました。また、それぞれの論文を検討すると、どのような研究協力者を何人対象にしたのかさえ記載されていないものが2本ありました。

しかし、その一方で、倫理委員会の審査を受けたものが年々増えており、近年のもので倫理的配慮に欠ける論文がなかった点は評価できると思います。

(b) データ収集に関わる問題

GTAでは詳細な分析をおこない、正確な解釈に近づくことが重視されます。たとえば、インタビューデータを分析する場合には、語調や言葉のニュアンスなどを勘案しながら、話し手の言葉を正確に理解しようとするので、助詞、副詞、接続詞、接尾語などによって、適切な概念名が変わることが多いものです。したがって、詳細な分析をおこなうためには、プロパティとディメンションが豊富な、いわゆるリッチなデータを収集することが不可欠である上に、収集したデータを正確に文字に置き換えて、細かく分析することができるようなトランスクリプションを作成しなくてはなりません。もちろん、データ収集時の環境や雰囲気、話し手の表情、話し方、話のスピード、語調などといった録音を文字に起こしただけではわからない情報を書き加えて、分析の参考にすることも大切です。

ところが、検討対象となった論文の中には、質問項目や観察項目が示されていないものが目立ちました。さらに、インタビューを録音せず、あとで思い起こせる範囲のトランスクリプションを作成して、分析をおこなったものさえありました。

じつは、GTAではインタビューデータだけではなく、観察法によって収集したデータや、ビデオ、文書、日記、新聞、伝記、歴史的記録、カルテ、日記、メールなど可能な限りのデータを分析の対象にして、現象を多角的にとらえることが推奨されています (Corbin & Strauss, 2008)。また、主となる人物の考えや行為だけでなく、それに影響を与えた周囲の人々や

環境との相互作用が重視されるがゆえに、周囲の人々へのインタビューや観察などから得られた複合的なデータを使った方がよいとされています。しかし、それを実行した論文は少数にすぎませんでした。

(5) データ分析

GTAの分析は、概念を抽出し関連づける手順と、それを支える複数の技法から成り立っています。これらは関連しあうもので、総体として使ってこそ威力を発揮するわけですが、ここでは、あえて、(a) 概念の抽出および関連づけの手順と、(b) 技法の活用（切片化、比較、理論的サンプリング、理論的飽和）とに分けて、それぞれが論文の中でどう説明されているのかと、どう使ったと記載されているのかを検討します。

まず、それぞれの手順や技法が論文の中で［どう説明されているのか］について、「適切に説明されている」「不適切な説明」「記載なし」という3つに分類しました。また、［どうおこなったと記載されているのか］については、論文中に「適切におこなわれたことがわかる」「不適切におこなわれたことがわかる」「記載がないために評価できない」という3つに分類しました。

分類は3人の研究者でおこないました。まず、3人の評価を統一させるために、同じ論文を別個に評価したあと、基準を見直しました。その後、他の論文を再度各人で評価し、一致が確認できたところで各論文の担当者を決めて分担しました。そして、担当者の分類を担当者以外の1人が確認し、不一致があれば再検討して最終の評価を決めました。

(a) 概念の抽出と関連づけの手順

データから適切な概念を抽出し、関連づける作業は、GTAを用いた分析の中核にあたる部分です。以下では、これらの手順について、それぞれの論文中にどう説明されているのかと、どうおこなったと記載されているのかを検討します（表1-4）。

表 1-4 概念の抽出と関連づけ

		概念の抽出	概念の関連づけ
説明[1]	適 切	93 (58.1)	65 (40.6)
	不適切	48 (30.0)	30 (18.8)
	記載なし	19 (11.9)	65 (40.6)
使用[2]	適 切	29 (18.1)	3 (1.9)
	不適切	128 (80.0)	98 (61.3)
	評価できない	3 (1.9)	59 (36.9)

1) 論文中にどう説明されているのかを検討し、「適切に説明されている」「不適切な説明」「記載なし」という3つに分類しました。
2) 論文中の記載からどう行ったと記載されているのかを検討し、「適切におこなわれたことがわかる」「不適切におこなわれたことがわかる」「記載がないために評価できない」という3つに分類しました。

① 概念の抽出

　概念の抽出については、半数以上の論文に（58.1％）、プロパティ・ディメンション、ラベル、カテゴリーと段階を追った概念の抽出プロセスが適切に説明されていました。しかし、30.0％の論文では説明が不適切で、たとえばカテゴリーの抽出に関して「時系列に沿って類似するものをまとめて概念化する」というような誤った説明が記されていました。GTAのカテゴリー抽出までの段階では、データを文脈から切り離し、時系列を省いて作業をおこなう方が適切な概念を抽出しやすいと考えられていますから、この記述は不適切だということになります。

　一方、どうおこなわれたかに関しては、例として示されたデータと一致しないカテゴリー名や、データの一部だけしか表さないカテゴリー名を使った論文が80.0％、結果として抽出された概念が記されていない論文が1.9％ありました。結果的に、結果や考察から、適切に概念が抽出されたと判断できたものは18.1％だけでした。

　ところで、「サブカテゴリー」という用語の誤解も目立ちました。GTAでは、いったんカテゴリーを抽出したら、パラダイムを用いて現象ごとに分類し、カテゴリー同士の関連づけをおこなって現象別にカテゴリー関連

図を描きます。その後、現象の中心となるカテゴリーを1つ選んでカテゴリーとし、あとのカテゴリーをサブカテゴリーと呼びます。しかし、多くの論文では、いくつかのラベルをまとめたものにサブカテゴリーとしての名前が付けられ、さらに複数のサブカテゴリーをまとめたものにカテゴリー名が付けられていました。

② 概念の関連づけ

概念（カテゴリー）を関連づけて理論を作るというGTAの目標から考えると、**概念の関連づけ**は非常に重要です。しかし、これについて適切に説明された論文は40.6％だけで、何の説明もない論文が同数ありました。

一方、概念を関連づける作業が適切におこなわれたかどうかは、結果の中にどう説明されるか図示されているかによって判断しましたが、プロパティとディメンションを使って概念を適切に関連づけた論文は160本中の3論文にすぎませんでした。36.9％の論文には概念間の関連づけの結果がまったく示されず、61.3％の論文には、概念の関連づけに関する記述があるものの、説明が不適切でした。

不適切な結果の中で一番多かったものは、分析結果から導き出されたというより、分析者のアイデアだけで概念を結びつけたのではないかと思われる水準の図でした。特に、同じ概念間を矢印が行き来する図、数個の概念間を矢印が円環状にぐるぐるとまわる図が目立ちました。次に、概念を関連づけることなく、単に羅列されただけの図が多く、時系列に沿ったフローチャートのような図も目につきました。

GTAでは、プロパティとディメンションを用いて概念を関連づけます。その考えを発展させたカテゴリー関連図では、当然、プロパティとディメンションを用いてカテゴリー同士を結びつけ、何かが起こったときに登場人物たちがどう感じ、どう判断し、どのような行動を起こしたのか、その結果、何が生じたのかを相互作用を含めて表現する必要があります（戈木クレイグヒル, 2008, 2013, 2014, 2016）。

表1-5 技法の活用

		切片化	比　較	理論的サンプリング	理論的飽和
説明	適　切	60 (37.5)	88 (55.0)	38 (23.8)	36 (22.5)
	不適切	17 (10.6)	1 (0.6)	1 (0.6)	4 (2.5)
	記載なし	83 (51.9)	71 (44.4)	121 (75.6)	120 (75.0)
使用	適　切	57 (35.6)	33 (20.6)	19 (11.9)	9 (5.6)
	不適切	42 (26.3)	10 (6.3)	14 (8.8)	6 (3.8)
	評価できない	61 (38.1)	117 (73.1)	127 (79.4)	145 (90.6)

1) 論文中にどう説明されているのかを検討し、「適切に説明されている」「不適切な説明」「記載なし」という3つに分類しました。
2) 論文中の記載からどう行ったと記載されているのかを検討し、「適切におこなわれたことがわかる」「不適切におこなわれたことがわかる」「記載がないために評価できない」という3つに分類しました。

(b) 技法の活用

　GTAでは、収集したデータを**切片化**して分析し、**理論的サンプリング**を用いて、適切な対象や場と収集すべき項目を検討しながらデータ収集と分析を交互に進め、研究のゴールとされる**理論的飽和**を目指します。**比較**はこれらの全過程を通して続けるものです。ここでは、これらの技法がそれぞれの論文の中でどう説明され、どうおこなったと記載されているのかを検討します（表1-5）。

① 切片化

　データを細かく切りわけることで、データの一部をいったん文脈から切り離して多角的に検討する**切片化**はGTAに特徴的な技法ですが、半数（51.9％）の論文には何の説明もなく、適切に説明された論文は37.5％だけでした。

　切片化が適切におこなわれたかどうかは、論文中に例として示された切片データやそれに付けられたラベル名を見て、複数の内容が含まれていないかどうかから判断しました。[5]研究方法を説明した部分には「1文ずつ分ける」と書きながら、2～3文が一緒になったデータが例示されたり、「内

容ごとに分ける」と書きながら、複数の内容が含まれたデータが例示されているというふうに、切片化が適切におこなわれたとは思えない論文が26.3％ありました。また、記載がないために切片化が適切におこなわれたのか否かが評価できない論文が38.1％あり、最終的に、切片化を適切におこなったと判断できる論文は35.6％だけでした。

② 比較

　GTAでは、データ分析の全過程を通して比較を続けますが、特にカテゴリーが抽出された後の理論的比較は特徴的です。比較については、55.0％の論文で適切に説明されていましたが、論文中の記載内容から比較を実際におこなったと判断できるものは20.6％だけで、記載がないために実際に比較がおこなわれたかどうかがわからないものが73.1％もありました。

③ 理論的サンプリング

　理論的サンプリングは、各データの分析結果をもとにして、今後、どのような対象から、どのようなデータを収集すべきかを検討するものです。この技法を用いて、プロパティとディメンションの収集が促進されれば、概念を明確にし、概念同士を適切に関係づけることが容易となります。しかし、この技法について適切に説明された論文は23.8％にすぎませんでした。

　一方、理論的サンプリングがどうおこなわれたのかに関しては、研究対象によっては条件に合う人の数が限られる等の理由でこの技法の使用が困難な場合もあるため、理論的サンプリングをおこなえなかった理由が適切に説明されていれば、「適切におこなわれたことがわかる」と評価しました。しかし、そうしてさえも、理論的サンプリングが適切におこなわれたと評価できる論文は11.9％にすぎませんでした。

④ 理論的飽和

　理論的飽和は、十分なカテゴリーが見いだされ、カテゴリー間の関係が

確立された状態を指し、GTAにおけるデータ収集とデータ分析のゴールとされるものです。当然、簡単に到達できるものではありません。理論的飽和に関して適切に説明されている論文は、全体の22.5％にとどまり、まったく説明のない論文が75.0％もありました。

一方、これがどう使われたのかに関しては、理論的飽和に至らなくても、理論的飽和を意識して研究を進め、飽和に至ることができなかった理由が適切に説明されていれば、「適切におこなわれたことがわかる」と評価しましたが、そう評価できたものは9論文（5.6％）だけで、記載がないためにどちらとも評価できない論文がほとんどでした。

また、「理論的飽和に至った」と書かれているにもかかわらず、その状態に至ったとはとても思えないような**理論**が示された論文も少なくありませんでした

(6) 新しい知見

本来、質的研究は先行研究による蓄積が乏しい場合に選択されるものです。また、論文は新しい知見を明確に示してこそ発表する価値があります。しかし、新しい知見を適切に示した論文は20.0％にすぎず、最終的な結果が「本研究で導き出された概念から、先行研究の結果との類似性が確認できた」と、まとめられた論文が散見されました。こうなってしまうと、なぜ、その先行研究の結果を踏まえてリサーチ・クエスチョンを立てなかったのか、なぜ同じような結果が予想される研究をおこなう必要があったのかという素朴な疑問が生じます。残念ながら、このような論文が研究の蓄積に貢献できる可能性は極めて低いと思われます。

4. けっきょくグラウンデッド・セオリー・アプローチは根付いたのか

質的研究法を用いた原著論文はここ10年ほどの間に大幅に増えており、

量の面から見ると、質的研究は根付いてきたといえそうです。しかし、GTAを用いたと書かれた原著論文の研究法の説明と使用の状況を検討したところ、いくつもの問題が浮かび上がりました。

まず、「GTAを用いた」と書いてあるにもかかわらず、M-GTAを使用しているものが34本もあり、GTAとM-GTAの混同が推測されました。

2つ目に、リサーチ・クエスチョンを明示していない論文が多く、なぜその研究にGTAを用いることがふさわしいのかについて説明された論文が3割にすぎなかったことにくわえ、研究手順のもととなった書籍が引用されていない論文が3割もあったことから、研究法が意識的に選択されていない可能性があると思われました。

3つ目に、データ収集の手順が記されていない論文が多く、研究法がデータ収集と分析の両方から成り立っていることが忘れられがちであるように見えました。

最後に、分析作業で用いる手順や技法の説明と使用に関して、多くの問題が散見されました。まず、論文中でどう説明されているのかを見ると、半数以上の論文で適切に説明されていたものは**概念の抽出**と**比較**だけでした。また、それらの技法がどう用いられたのかについてはさらに深刻な状況にあり、論文中の記載から適切におこなわれたことが確認できたのは、**切片化**3割台、**比較**2割台、**概念の抽出**と**理論的サンプリング**は1割台の論文だけ、**理論的飽和**と**概念の関連づけ**に至っては、適切におこなわれたと確認できる論文が数えるほどしかないという状況でした。結果的に、データに基づいた概念抽出がおこなわれず、筆者の思いつきに依拠したような概念の関連づけと、要約レベルの結果を記載した論文が多く、新しい知見を適切に示した論文は2割にすぎないという状況でした。

文献検討によって浮かび上がったもののうち、本書では、リサーチ・クエスチョンとデータ収集に関わる問題を改善したいと考えました。それでは、さっそく、リサーチ・クエスチョンと研究の流れ（2章）、GTAを用いたデータ収集法（3章）についての説明からはじめたいと思います。

ここでは、スペースの都合で、図表・説明共に最小限にとどめました。

関心のある方は、この調査をおこなうきっかけとなった*Routledge International Handbook of Qualitative Nursing Research*（Routledge, 2013, pp.597-609）、または、結果が予想以上に悪かったために日本でも読んでもらおうと投稿した下記の文献をご覧ください。

戈木クレイグヒル滋子・三戸由恵・関美佐（2012）「日本の医療分野における質的研究論文の検討 ── 第1報　論文数の推移と研究法の混同」看護研究, *45*（5）, 481-489.

戈木クレイグヒル滋子・三戸由恵・関美佐（2012）「日本の医療分野における質的研究論文の検討 ── 第2報　研究法の選択とデータ収集」看護研究, *45*（6）, 578-586.

戈木クレイグヒル滋子・三戸由恵・関美佐（2012）「日本の医療分野における質的研究論文の検討 ── 第3報　データ分析」看護研究, *45*（7）, 694-703.

[註]
[1]　検索対象とした質的研究法は以下の手順で選定しました。まず、Web上に公開されている小田博志先生（2011.7.20更新版）の『日本語で読める質的研究の文献』を参考にして、エスノグラフィー、ライフストーリー／ライフヒストリー、GTA、フィールドワーク、エスノメソドロジーと会話分析、ナラティヴ、現象学、アクションリサーチ、談話・ディスコース分析を選びました。さらに、関島ら（2005）の調査結果で、看護学領域の論文に多く使われていたKJ法と内容分析を加え、全部で11種類の研究法を検索の対象としました。

　以上の研究法のうち、KJ法、GTA、内容分析、現象学、アクションリサーチは医中誌で統制語として扱われているので、シソーラス機能を使って検索しました。また、ナラティヴは【語り】、ライフストーリーは【生活史】という統制語を使い、シソーラス機能で検索しました。そして、統制語がないライフヒストリー、フィールドワーク、エスノグラフィー、エスノメソドロジー、会話分析、談話分析、ディスコース分析については All Field で検索しました。くわえて、いずれも原著論文に限定しました。なお、医中誌Webでは、毎月2回データの更新がおこなわれますが、この検索は2011年7月29日におこなったものです。

[2]　戈木クレイグヒル版はストラウス版に準拠したものですがプロパティとディメ

ンションを分析の中心に据えた点と、カテゴリー関連図を描く作業を追加した点が異なっているため、混乱が生じないように名前を付けました。
[3] 2007年以降には『ライブ講義M-GTA実践的質的研究法 ── 修正版グラウンデッド・セオリー・アプローチのすべて』（2007，弘文堂）、『質的研究と記述の厚み ── M-GTA・事例・エスノグラフィー』（2009，弘文堂）というように、M-GTAという書名が使用されています。
[4] 医中誌では、原著論文は「医学・歯学・薬学・看護学・獣医学およびその関連分野に関わる研究、開発、調査で、独創性、新規性のある文献で、著者名と所属機関名が必ず記載されており、目的、対象、方法、結果、考察、結論で構成されているもの。図、表、写真、参考文献を含み、要旨、要約があるもの。講演または会議録でも、原著的内容、形式を有するもの。論文の簡略化された形式をとった記事（速報・短報）も含む。症例報告は原著論文とする。」と定義されています（医学中央雑誌刊行会，2011）。しかし、講演、会議録、記事（速報・短報）、症例報告はここでいう『原著論文』に当てはまらないため、省きました。
[5] 1つの内容が1つの切片になるので、切片化が適切におこなわれていれば、複数の内容が入った概念（ラベル）名が付くことはないはずだからです。

[文献]

Corbin, J. M. & Strauss, A. L. (2008) *Basics of Qualitative Research: Techniques and procedures for developing grounded theory*, 3rd ed. Thousand Oaks: Sage Publications.

木下康仁（1999）『グラウンデッド・セオリー・アプローチ ── 質的実証研究の再生』弘文堂

木下康仁（2003）『グラウンデッド・セオリー・アプローチの実践 ── 質的研究への誘い』弘文堂

木下康仁（編著）（2005）『分野別実践編　グラウンデッド・セオリー・アプローチ』弘文堂

木下康仁（2007）『ライブ講義M-GTA実践的質的研究法 ── 修正版グラウンデッド・セオリー・アプローチのすべて』弘文堂

木下康仁（2009）『質的研究と記述の厚み ── M-GTA・事例・エスノグラフィー』弘文堂

小田博志（2011）「日本語で読める質的研究の文献」 http://www13.ocn.ne.jp/~hoda/literature.html（情報取得 2011/07/20）

戈木クレイグヒル滋子（2008）『実践グラウンデッド・セオリー・アプローチ —— 現象をとらえる』新曜社

戈木クレイグヒル滋子（2013）『質的研究方法ゼミナール —— グラウンデッド・セオリー・アプローチを学ぶ（第2版）』医学書院

戈木クレイグヒル滋子・三戸由恵・岩田洋子・鈴木希世子・山本真梨子（2014）『グラウンデッド・セオリー・アプローチ —— 分析ワークブック（第2版）』日本看護協会出版会

戈木クレイグヒル滋子（2016）『グラウンデッド・セオリー・アプローチ —— 理論を生みだすまで（改訂版）』新曜社

関島香代子・香月富士日・高木廣文・小林ミチ子・竹村真理・兵藤慶子・西山悦子（2005）「医学中央雑誌に見る看護研究における質的研究の動向」『新大医保紀要』 8, 63-68.

特定非営利活動法人　医学中央雑誌刊行会（2011/7/16）医中誌ユーザー向け情報。 http://www.jamas.or.jp/user/database/policy.html（情報取得 2011/7/27）

2章
リサーチ・クエスチョンと研究の流れ

　質的研究では、その場で何が起こっているのかをありのままにとらえることが大切だといわれます。しかし、私たちは器械ではありませんから、目の前で生じていることのすべてを詳細に記録することはできません。また、すべてを把握すれば良い研究データになるとも思えません。

　研究では、出来事の一部分を切り取った「ある現象」を研究の対象にします。どの部分を切り取るのかは研究者の判断に任されますが、何を切り取るべきかが曖昧になってしまわないように、**リサーチ・クエスチョン**として表現します。リサーチ・クエスチョンは、その研究を通して明らかにしたい特定の問いを文章で表現したもので、質的研究、量的研究を問わず、研究という長い航海の羅針盤のような役割を果たすものです。

　図2-1は、研究の流れとその中でのリサーチ・クエスチョンの位置づけを示したものです。研究をおこなうときにテーマや収集するデータ項目を考えない人はいないと思いますが、それらの間にある「先行研究の文献検討」「リサーチ・クエスチョンの設定」、それらをもとにした「研究デザインと研究法の決定」という部分を抜かしてしまう人は少なくありません。しかし、これらを省いてしまうと、研究テーマから突然跳躍して、自分の思いつきだけでデータ収集項目に進んでしまうことになってしまいます。それでは、地図も持たずにはじめての航海に1人で出るようなものです。

　この章では、リサーチ・クエスチョンの設定とデータ収集を始めるまでの研究の手順を説明します。まずリサーチ・クエスチョンを立てる前の、1. 研究テーマの設定と、2. 先行研究の文献検討について説明した後、3. リサーチ・クエスチョン、4. 研究デザインと研究法の決定、5. 収集するデータ項目の決定、6. 研究計画書の作成と倫理申請の順で話を進めます。

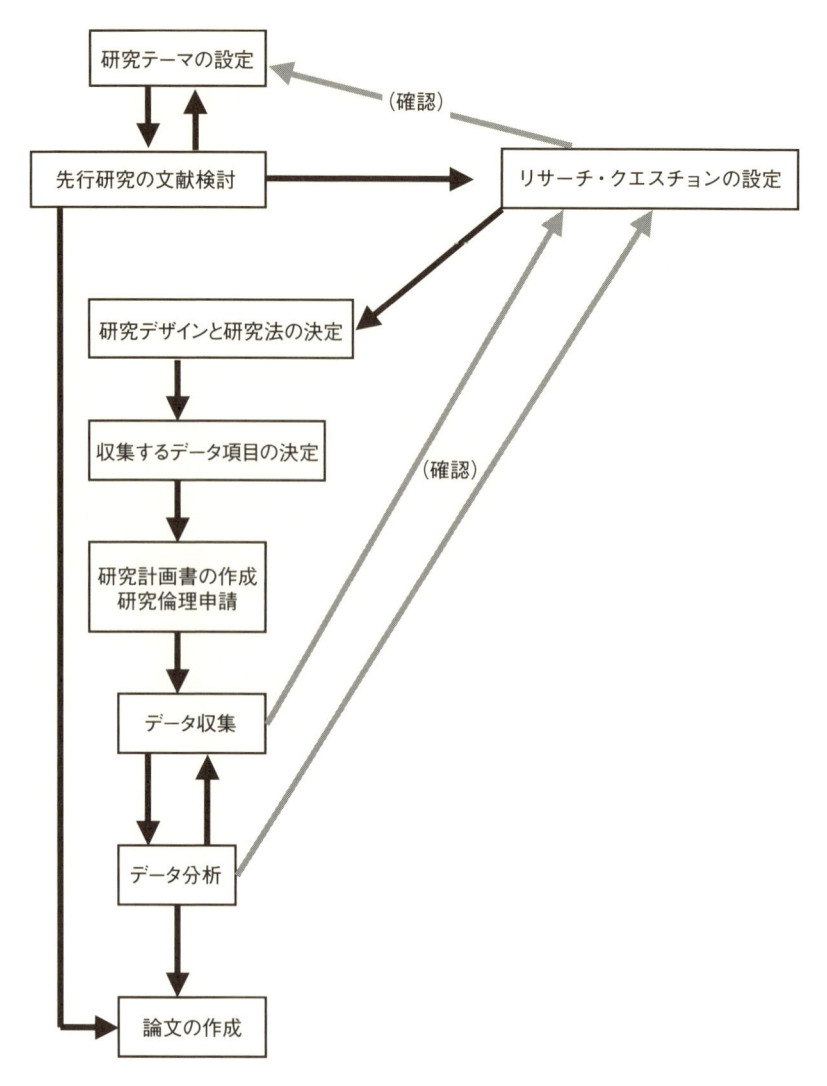

図2-1　研究の流れとリサーチ・クエスチョンの位置づけ

1. 研究テーマの設定

　研究テーマは研究の主題で、研究内容を簡潔に魅力的な言葉で表したものです。自分の関心のあることや疑問に思っていることを研究対象にする人が多いと思いますが、自分の関心がそのままの形で研究テーマになるとは限りません。自分の関心をはっきりさせて、研究テーマに適した形にまで発展させる必要があります。

　まず、関心のあることを、なぜ関心があるのかという理由も含めて書き出します。文字にすることによって、自分の関心を客観的に眺めることができ、それが研究テーマとして適切かどうかを検討しやすくなります。マイナス感情をいだいている事柄を批判するための研究テーマや、反対にプラスの感情をいだいているものを賞賛するための研究テーマを選んでしまうと、データ収集や分析にバイアスがかかって良い結果を生み出しにくくなってしまいます。

　関心のある事柄を書き出したら、書き出したテーマ候補をもとにキーワードを決めて、それぞれに関連する先行文献を読みます。この作業は、テーマ候補に関する研究の状況を大まかに把握し、自分の関心をより具体的で研究に値するものにまで高めるためにおこなうものです。もしも、そのトピックに関する文献を検討した論文があれば、それから読み始めるとよいかもしれません。

　行き当たりばったりで文献を読むと偏った検討になってしまいますから、たとえば医療系のテーマであれば、医中誌 Web、国立国会図書館蔵書検索、GeNii 総合検索システム（国立情報学研究所）、PubMed（米国国立生物工学情報センター）、CINAHL（Cumulative Index to Nursing and Allied Health Literature）、The Cochrane Library などのデータベースを活用し、系統的に検索します。

　そして、とりあえず最近発表された**原著論文**を 10 本くらい読んでみるとよいと思います。原著論文というのは、査読システムのある学術誌に掲

表2-1 研究テーマ設定の指標

> 1. 研究する意義のあるものか
> 2. 新奇性のある結果が期待できるか
> 3. 実現の可能性
>   ・研究に使うことのできる時間、経費、協力者、設備は十分か
>   ・研究を実現できるか能力があるか
>   ・倫理的な問題がないか

載された論文のことです。受動的に読むのではなく、それぞれの論文で、どのような対象とどのような研究法が使われ、何が明らかにされたのかに注目しながら読みます。そうすると、なんとなくのレベルかもしれませんが、それぞれの論文が研究としてクオリティの高いものかどうかがわかるはずです。もしもクオリティの高い論文がほとんどなければ、先行研究の蓄積が少ないトピックである可能性が高いものの、探し方が悪かった可能性も否めませんから、あと5本くらいの論文を読みます。

　文献検討をおこなうことによって、大まかながらも、そのテーマに関してこれまでにどのようなことが研究されてきたのか、どのような問題意識がもたれているのか、先行研究にはどのような課題があるのか（理論的背景のおさえ方、研究対象、研究方法、結果と考察の問題など）がわかると思います。当然のことながら、今から始める研究では、すでにわかっていることではなく、これまでにわかっていないことを取り上げます。

　もしも、研究の対象とする現象を実際に見たことがないなら、研究を始める前に準備のための観察やインタビューをおこない、馴染んでおくことが大切です。反対に、その場をとてもよく知っている場合には、知っているがゆえに見えなくなってしまっていることがありますから、一歩離れて、研究対象として見直すように意識することが必要かもしれません。

　さて、先行研究を踏まえて研究テーマの候補を絞ることができたら、表2-1にあるように、社会的に意義のある研究なのか、新奇性のある結果が期待できるものなのかを検討します。それと同時に、今の自分にその研究を実現できるのかを冷静に査定することも大切です。研究に使うことのできる時間や経費、協力者や設備などだけでなく、研究者のデータ収集と分

析の能力によって、その研究が実現できるかどうかが決まります。どんなに関心があっても、今の自分の手には負えない内容であれば、実行を見送った方がよいと思います。

最後に、倫理的な問題がないのかも忘れずに検討します。以上の作業を通して、漠然としていたトピックが、研究するにふさわしいテーマへと変わっていきます。

2. 先行研究の文献検討

研究テーマが決まったら、過去5年くらいの間に発表された原著論文を検討します。今度は正式な文献検討です。系統だった検索をおこない、論文をまとめるときに引用することも考慮して、検討結果をリストにまとめておきます。

通常、リストには論文名、著者名、出典（発表年、何巻何号、ページ数、雑誌名）、使用された研究法、研究対象、結果の概要にくわえて、自分がおこなったクリティークの結果（その論文の評価できる点と課題）を書いておきます。先行研究の検討により、研究結果の蓄積状況、すでにわかっていることとまだわかっていないことが明らかになり、どのようなリサーチ・クエスチョンが適切かもわかるはずです。

3. リサーチ・クエスチョン

先に述べたように、リサーチ・クエスチョンは研究という航海の羅針盤のようなものですから、慎重に検討しなくてはなりません。ここでは、(1) リサーチ・クエスチョンの特徴、(2) 質的研究におけるリサーチ・クエスチョンを説明した後に、(3) リサーチ・クエスチョンの確認をおこなう時期と内容について説明します。そして、最後に、(4) リサーチ・クエスチョンの例を紹介します。

表 2-2 リサーチ・クエスチョン設定の指標

1. 研究テーマに対応している
2. シンプルで具体的
3. 各リサーチ・クエスチョンには 1 つの問いだけが含まれている
4. どのような現象を対象にするのかがわかる
5. 誰からどこで、どのようなデータを収集するのかがわかる
6. どのようなデータが収集される可能性があるのかをイメージできる

(1) リサーチ・クエスチョンの特徴

リサーチ・クエスチョンは研究テーマを具体的に表現したものですから、研究テーマに対応しているはずです。当然、表 2-1 にあげた研究する意義、新奇性のある結果、実現の可能性という、研究テーマと同じ特性を備えているはずです。

また、それに加えてリサーチ・クエスチョンは先行研究の蓄積を踏まえて、**ある 1 つの研究で何をどこまで明らかにするのか**をシンプルで具体的な文章にしたものです。それぞれのリサーチ・クエスチョンは 1 つの問いでできています。どのような現象をとらえようとしているのか、誰からどこで、どのようなデータを収集するのかがはっきりわかるような表現にしなければなりません。通常、研究プロジェクトは、複数のリサーチ・クエスチョンで構成されていることの方が多いと思います。

リサーチ・クエスチョンを立てたら、その問いに対してどのようなデータが集まる可能性があるのかを考えてみます。もしも、それがまったくイメージできないようであれば、現実的な問いとはいえません。

ただし、実際に収集するデータは、研究のはじめに想像したものを越えるものでなくてはなりません。矛盾するように聞こえるかもしれませんが、データを収集する前にイメージした答えは、先行研究から得た知識や自分の経験に基づくものだったと思います。これを凌ぐデータが収集できないとしたら、新しい知見を見いだすことが難しくなってしまいます。リサーチ・クエスチョン設定の指標をまとめたものが表 2-2 です。院生が立てた

リサーチ・クエスチョンを基にしたゼミの状況は、6章で紹介します。

(2) 質的研究におけるリサーチ・クエスチョン

　量的研究と質的研究のリサーチ・クエスチョンは、かなり異なっています。量的研究では、先行研究で見い出された概念を**研究変数**（概念を実際の研究の中で使える形にしたもの）として使い、研究のはじめにきっちりとリサーチ・クエスチョンを設定することができます。通常の場合、いったんリサーチ・クエスチョンを立てたら、それが研究の途中で変更されることはありません。

　一方、質的研究では、研究のはじめに立てるリサーチ・クエスチョンは暫定的なものです。もともと、質的研究は先行研究を検討した結果、研究の蓄積が乏しいときに選ばれるものですから、実際に研究を始め、対象とする現象への理解が深まるにつれて、リサーチ・クエスチョンを見直さざるをえないことに気づいてもおかしくありません。リサーチ・クエスチョンが適切なものになればなるほど、焦点が定まり、良いデータを収集することが容易になるのですから、必要があれば何度でも修正した方がよいくらいです。

　質的研究ではリサーチ・クエスチョンは不要で、自分の感覚や経験知に基づいてデータを収集し、分析を進めればよい、リサーチ・クエスチョンなどを立てると見方が固定されてしまっておもしろい結果が得られないと誤解している人がいますが、よほどの達人でない限り、リサーチ・クエスチョンという羅針盤なしに良い研究を遂行することはできないと思います。

(3) リサーチ・クエスチョンの確認をおこなう時期と内容

　リサーチ・クエスチョンは、研究のいろいろな段階で何度も確認した方がよいのですが、なかでも以下にあげる3時点での確認は重要です（表2-3）。まず、リサーチ・クエスチョンを立てたときです。先にも述べたように、このときにどのような答えがデータとして収集されそうであるかを

表2-3 リサーチ・クエスチョンの確認

時　　期	確認すること
リサーチ・クエスチョンを立てたとき	収集される可能性のある情報がイメージできるか
データ収集後	収集されたデータがリサーチ・クエスチョンに対応しているか
データ分析後	リサーチ・クエスチョンに対応した現象がカテゴリー関連図として見出されたか

イメージできないようでは、現実的なリサーチ・クエスチョンとはいえません。

　次に、データ収集をおこなったあとです。データから作成したテクストを読めば、要約レベルながらも収集されたデータの概要がわかります。それがリサーチ・クエスチョンと対応しているかを確認します。リサーチ・クエスチョンをもとに収集項目を考えてデータを収集するのですから、対応するのがあたり前のはずなのですが、院生が収集してくるデータを見ると、この時点で、すでにリサーチ・クエスチョンと収集したデータがずれていることが少なくありません。もしも、ズレが明らかであれば、収集項目を考え直すかリサーチ・クエスチョンを再検討すべきです。

　最後はデータ分析後の確認です。データ分析によってカテゴリー関連図としてとらえられた現象と、リサーチ・クエスチョンが対応しているのかを確認します。

　本書で学ぶグラウンデッド・セオリー・アプローチ（以下、GTA）の場合には、データを1つ収集したら分析をおこない、次にデータを収集すべき対象と項目を決定するという形の**理論的サンプリング**を毎回のデータ収集と分析を通しておこないますから、すべてのデータ収集を済ませてから分析を開始する他の質的研究法より、リサーチ・クエスチョンを見直す機会が多いはずです。

(4) リサーチ・クエスチョンの例

GTA を用いた研究におけるリサーチ・クエスチョンの例として、ストラウスとグレイザーが中心となり「死にゆく患者のまわりで何が起きているのか」というテーマで 1960 年代の初めにおこなった研究を紹介したいと思います。この研究のリサーチ・クエスチョンは、以下の4つです。

① 死にゆく患者と病院スタッフの<u>相互作用</u>の中で、反復頻度の高いものは何か。
② 終末期患者に接するときにスタッフが活用する<u>戦術</u>にはどんな種類があるか。
③ こうした相互作用や戦術は病院組織のどのような条件下で起きるのか。
④ また、これらは患者、家族、スタッフ、病院自体、つまり死にゆく状況に関わるすべての人や物にいかなる影響を及ぼすのか。
  (Glaser, G. & Strauss, A. L. (1965) *Awareness of Dying.* Aldine.(木下康仁(訳)(1988)『「死のアウェアネス理論」と看護 —— 死の認識と終末期ケア』p.8, 1988. 文章と下線は訳書のまま)

大変僭越ながら、これらを、「表 2-2 リサーチ・クエスチョン設定の指標」を使って検討してみましょう。まず、4つのリサーチ・クエスチョンは、「死にゆく患者のまわりで何が起きているのか」という研究テーマに対応しています。各リサーチ・クエスチョンはシンプルかつ具体的で、1つの問いでできています。また、末期がん患者、病棟スタッフ、家族を対象にしてどのようなデータを収集するのか、どのような現象を明らかにしたいのかが明確に示されており、収集されそうな回答がイメージできます。

くわえて、このリサーチ・クエスチョンを見ると、病院スタッフが終末期の患者にどう対応するのかという**戦術**と、それによって生じる両者間の

相互作用に研究者グループが注目していることがわかります。さらに、病院スタッフと患者との相互作用が生じる状況と共に、その相互作用が病院という組織にどう影響するのかというマクロな構造への影響が意識されていることもわかります。

患者自身が自分の病状をどう認識しているのか、周囲は患者がどこまで気づいていると推測しているのかというアウェアネス・コンテキスト（認識文脈）の組み合わせによって、さまざまな相互作用のプロセスと帰結が生じるわけですが、この本には4種類の状況（閉鎖認識、疑念認識、相互虚偽の認識、オープン認識）とそれぞれの状況間の移行のプロセスが示されています。詳細は、成書をご覧いただきたいと思いますが、このような明確なリサーチ・クエスチョンがあったからこそ、あの名著が生まれたといえるのではないでしょうか。

4. 研究デザインと研究法の決定

さて、リサーチ・クエスチョンが決まったら、それにふさわしい研究デザインを考えます。先に述べたように、先行研究の蓄積状況によってリサーチ・クエスチョンが決まります。リサーチ・クエスチョンは大まかに3つのレベルに分けられますが、レベルの数が上がるほど先行研究でたくさんのことがわかっているということになります（表2-4）。

先行研究の蓄積がほとんどなく、何もわかっていないために、リサーチ・クエスチョンが「これは何であるか」や大まかな現象だけがわかっている「何が起こっているのか」というレベル1の段階、現象を形作る研究変数がとらえられたあとの「関係があるのだろうか」というレベル2の段階、そして「因果関係があるのだろうか」というレベル3の段階があります。

レベル2は、研究変数が把握できており、仮説を立てることができるという点で、レベル1とは大きく異なっています。これは、先行研究ですでに現象を形づくる概念が把握されているということですから、レベル2以

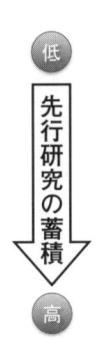

表2-4 リサーチ・クエスチョンと研究デザイン

先行研究の蓄積 低→高

リサーチ・クエスチョンのレベル		仮説の有無	研究デザイン
レベル1	これは何であるか？ 何が生じているのか？	無	質的 研究デザイン
レベル2	関係があるのだろうか？	有	仮説検証型 研究デザイン
レベル3	因果関係があるのだろうか？	有	因果関係検証型 研究デザイン

上に相当するリサーチ・クエスチョンであれば量的研究を使った方がよいということになります。

質的研究は先行研究で概念が十分に把握されていない現象に対して用いられるものですから、レベル1が適用範囲だといえます。

自分のリサーチ・クエスチョンがどのレベルに当てはまるのかを見れば、どの研究デザインを使えばよいのかがわかります。ここで、ようやく研究法を選択することができます。反対にいうと、ここまで進まないと研究法を決めることはできないのです。

さて、リサーチ・クエスチョンがレベル1に該当するために、質的研究を選択したとします。ここで、何が知りたいのか、つまりリサーチ・クエスチョンが何なのかをもとにして、質的研究法の中でどの方法がふさわしいのかを選択します。たとえば、ある集団や文化の特徴を記述することが目的であればエスノグラフィーがよいでしょうし、ある人の人生に関心があるのならライフストーリーがふさわしいと思います。本書で扱うGTAは、ある状況が異なる状況に変化するプロセスを把握したいときに強みを発揮する方法です。

前項で紹介したグレイザーとストラウスの研究における4つのリサーチ・クエスチョンはレベル1に相当しますから、質的研究を用いたことは妥当ですし、相互作用とそれによる変化をとらえるためにGTAを使ったことも適切だといえます。（GTAはこの研究を通して作られたものなので、当然ではありますが。）

いずれにしても、どの研究法を選択するかは安易に決めるべきではありません。自分が使うことのできる限られた研究法だけで対応しようとする人や、研究法が決まってから、慌ててその研究法を学びながら研究を進めようとする人がいますが、それでは順番が逆です。実際に研究を始める前に、使いこなせるレベルとまではいかないまでも、研究法について最低限の知識は学んでおくことが望ましいと思います。

5. 収集するデータ項目の決定

研究法が決まったら、リサーチ・クエスチョンをもとにして、どのような場で、どのような対象から、どのような方法で、どのようなデータを収集するのかを具体的に決めます。この点に関しては、7章でゼミの状況を含めて説明します。

6. 研究計画書の作成と倫理申請

ここまで進んだら、研究計画書を作成し、倫理審査を申請します。研究計画書には、研究のテーマ、目的と意義、対象者、方法、期間などを明確に書きます。

また、倫理審査申請書には、研究の対象となる場所や人へ依頼する方法と内容、研究への協力を拒否しても不利益を受けないことを保証する方策、協力することによって生じるリスクと何かが起こってしまったときの対応方法などを書きます。大切なことは、相手が断りやすい状況をつくった上で許可を得ることです。質的研究では協力者のプライバシーに関わるデータを扱うことが多いので、量的研究以上にデータの収集と管理に気をつけることが大切です。申請が倫理委員会で承認されれば、ようやく、データ収集を始めることができます。

この章では、リサーチ・クエスチョンと倫理申請までの研究の流れを学びました。次の章ではリサーチ・クエスチョンをもとにしたデータ収集の方法、4章ではデータ分析の方法を学びます。

[文献]

Glaser, B. G. & Strauss, A. L.（1965）*Awareness of Dying*. Aldina Publishing.（木下康仁（訳）（1988）『「死のアウェアネス理論」と看護 —— 死の認識と終末期ケア』医学書院）

3章
グラウンデッド・セオリー・アプローチを用いたデータ収集法

　この章ではリサーチ・クエスチョンをもとにしたデータ収集の方法を学びます。詳細な分析をおこなうグラウンデッド・セオリー・アプローチ（以下、GTA）では、先に書いたように、複数の方法を用いてデータを収集することが推奨されています。また、主となる人物の考えや行為だけでなく、それに影響を与える周囲の人々からもデータ収集をおこない、1つの現象をいろいろな立場から見たデータを複合した方がよいと考えられています。

　本章では、インタビュー法と観察法を使ったデータ収集について紹介した後、それらによって作成したテクストを統合して分析に使う方法を説明します。

1. インタビュー法によるデータ収集

　それでは、インタビュー法の話から始めます。インタビューは、語り手が自分の視点から再構成した体験を、聞き手との相互作用の中で語ってもらい、それを文章にしてテクストを作る作業です。

　インタビューの名人と言われたスタッズ・ターケルは、自分のインタビューについて「あくまで自然にさりげなく ― それも最初のうちだけ。たとえば、人と一杯やりながらするような質問、相手の方からでも出そうな質問に限った。会話はごく普通にした。ぜったいにアカデミックにはしなかった。いわゆるおしゃべりだった。」（ターケル，1983；p.31）と書いています。ターケルが、どんなふうにして「いわゆるおしゃべり」に見える

状況をつくったのか、関心のあるところです。

　インタビューの聞き手は、裏方に徹して語り手が話しやすいような環境を整えつつも、話が不明瞭な部分を明らかにするために問いかけたり、方向がずれてしまったときに話の流れを戻したり、話の中に矛盾があれば、それを指摘して矛盾が生じた理由を考えてもらったりといった舵取りをおこないます。そうすることによって、単にデータを収集することを越えて、語り手にとっても新しい発見をもたらすようなデータを共同で作り上げるのです。

　お笑い芸人に例えるなら、ツッコミ役に徹して、ボケの話が盛り上がる状況をつくるようなものです。ツッコミが悪いとボケが生きないように、舵取りが不適切だとリッチなデータが収集できません。良いツッコミをするためには、適切なリサーチ・クエスチョンとそれをもとにした質問項目を考えた上で、コンディションを整え、インタビューに集中できる環境をつくることが大切です。

　ここでは、インタビュー法を用いたデータ収集の方法、テクストの作成、テクストの検討について説明します。

(1) データ収集の方法

　先に述べたように、GTAがとらえたいものは、**ある状況が異なる状況に変化するときのプロセス**です。例え同じ場に置かれたとしても、それぞれの人の判断や決定、行動は異なるはずです。くわえて、同じ人であっても、場が違えば異なった判断や決定、行動をすると思われますから、**プロセスは複数**あるはずです。GTAではそれらすべてのプロセスをとらえたいのですから、現象の詳細を把握するために、語り手がその時にどう感じ、どう考え、どう判断したのか、その結果、どういう結果になったのかというプロセスを具体的に示すようなデータを収集することが必要です。

　インタビュー法には、3つのスタイルがあります。あらかじめ用意した質問項目に沿って、毎回同じように質問を進める構造化インタビュー、聞きたいことをある程度設定しておいて、語り手の反応にあわせて質問を絞

り込む半構造化インタビュー、質問の設定度合いが大まかで自由度の高い非構造化インタビューです。どのスタイルがよいかは、リサーチ・クエスチョンと収集者の力量によって決まります。

インタビュー法を使ってデータ収集をおこなうときに気をつける事柄については、拙本に書きましたので省略しますが（戈木クレイグヒル，2013）、GTAを用いて分析するデータとして必要な、ある現象に関する語り手の考えや行動、周囲の人や社会との相互作用を正確に把握するためには、以下の2点に注意することが必要です。

1つは、あるべき論や抽象的な話ではなく、現象の詳細を把握することができるデータを収集することです。あるべき論や抽象的な話が続くときには、具体例を話してもらうようにお願いします。そうしないと、話を掘り下げて詳しく尋ねることができなくなってしまいます。

もう1つは、理解できない点や話の辻褄が合わない点に気づいたら、失礼にならないように気をつけながらも、はっきりと質問し、語り手の話を正確に理解することです。語り手の話を言い換えてみたり、異なる視点からまとめて提示して、確認してもらうことも役に立つと思います。

(2) テクストの作成

収集したデータは、そのままでは分析できませんから、分析できる形に加工する必要があります。テクスト、トランスクリプト、データといろいろな呼び方をされていますが、本書ではインタビュー法と観察法におけるデータ収集を取り扱いますから、両方に対応するように「テクスト」と呼ぶことにします。

テクストは録音されたデータをもとにして作成しますが、単にデータを文字に置き換えるだけでは不十分です。まず、データを収集した場の環境や雰囲気、語り手に関するノンバーバルな情報（表情、身振り、口調、話のスピード、語調など）を加える必要があります。また、主語が抜けたデータや指示語の入ったデータであれば、それらが何を指すのかを明確にしておく必要があります。

じつは、録音データを再生して聞き直す作業は、語り手の感情の動きや話された意味をより深く理解する機会ともなります。さらに、不足しているデータにも気づかされますし、自分のインタビューの傾向や未熟さを思い知る機会でもあります。

(3) テクストの検討

テクストができたら、表3-1にあげた指標を使って検討します。インタビューは聞き手と語り手との共同作業ですから、自然な流れの中でインタビューが進み、聞き手が語り手の話を受けて適切な質問を返し、リサーチ・クエスチョンに沿って必要なデータを収集するための舵取りがうまくとれていることが大切です。また、聞き手より語り手の話した量が多く、表面的な話ではなく、具体的な考えを聞くことができたのかも重要です。

くわえて、収集されたデータによってリサーチ・クエスチョンに対応した答えが得られたのかを検討します。もしも、リサーチ・クエスチョンと収集したデータに齟齬が生じている場合には、質問項目が適切か、リサーチ・クエスチョンが実態に沿うものであったのかを確認します。また、リサーチ・クエスチョンに含まれる言葉の中に多義のものがあれば、収集されたデータによって説明できるのかを検討することも大切です。

最後に、収集されたデータによって、インタビュー前には想像できなかった事柄が発見されたのかを検討します。もしも、それがなければ、新しい知見が得られなかったということになってしまいます。以上の作業をおこないながら、今後どのような人にどのような質問項目を使ってインタビューをおこなうのかを考えます。これは、データ収集後の理論的サンプリングにあたる作業です。

表 3-1 テクストを検討する際の指標 ── インタビュー法

(1) 自然な流れの中でインタビューが進んでいるか
(2) 語り手の話を受けて、適切な質問ができているか
(3) リサーチ・クエスチョンに沿って必要なデータを収集するための舵取りがうまくとれているか
(4) 聞き手より語り手が話した量の方が多いか
(5) 総論的な話ではなく、具体的な話を聞くことができているか
(6) リサーチ・クエスチョンに対応した答えが得られたか
(7) リサーチ・クエスチョンに含まれる言葉を、インタビューデータによって説明することができるか
(8) インタビュー前には想像できなかった内容が含まれているか

2. 観察法によるデータ収集

次に、観察法の話に進みます。観察というと、目で見え、耳で聞こえるデータだけを収集すればよいと思われるかもしれませんが、それだけでは不十分です。まず、味覚、嗅覚、触覚も含め五感をフルに使ってデータを収集することが必要です。

くわえて、GTAでは、明らかにしたい現象について、登場人物たちの言動と相互作用、結果として生じた変化と帰結を把握しようとしますから、五感でわかる事柄だけでなく、それが生じるもととなった考え、判断、感情の動きに関する情報が必要です。これらの情報は、観察者の解釈を通して収集されるものですから、解釈の根拠を明らかにしたテクストを作成しなくてはなりません。

ここでは、観察法のデータ収集で大切となる「地」と「図」をとらえることと、テクストの作成、テクストの検討について説明します。

(1)「地」と「図」をとらえる

まず、リサーチ・クエスチョンをもとにして、どこでどのようなデータ

を、どのような立場で収集するのかを決めます。参加観察であれば、完全な観察者に徹するのか、その場への完全な参加者でありながら観察もおこなうのか、またはそれらの中間なのかを、はじめにはっきりと決めます。もちろん、観察者がいるということ自体が場に与える影響は大きいので、どの位置からどのように観察すれば、それが最少になるかを検討します。しかし、観察者がその場に存在したことによる影響をゼロにすることはできませんから、それを考慮した分析をおこなわなくてはなりません。

　観察法では、リサーチ・クエスチョンをもとにして、何が現象の中心となる「図」で、何が背景となる「地」なのかを見極めた上で、全体の構図や時間の流れを俯瞰する「鳥の目」と、観察対象とする現象の詳細を把握する「虫の目」の両方を使って、現象を包括的にとらえようとします。

　まず、全般的な観察をおこないながら、全体の構造、登場人物、その場にある物、環境、空間、時間の流れなどという「地」をとらえます。「地」が十分に把握されれば、「図」が引き立ち、把握しやすくなりますから、地を丁寧に把握することは重要です。

　データ収集者と語り手との相互作用によって、語り手の体験を成文化しようとするインタビュー法と違い、観察法では、観察者はどちらかといえば受け身でデータ収集をおこなうことになります。ただし、現象をどう切り取るのかを決定するのは観察者です。切り取り方は、リサーチ・クエスチョンとして示されているはずです。

　初心者であれば、先行研究をもとにして、その場で何が生じる可能性が高いのかを考え、複数のリサーチ・クエスチョン候補をあらかじめ立てておいた方がよいと思います。観察が始まったら、リサーチ・クエスチョン候補の中から、その場に適したものを選び、登場人物の言動、考え、判断、感情や気持ちの動き、相互作用など「図」にあたる部分の観察をおこないます。もちろん、観察データを収集したらすぐにテクストを作って検討し、それをもとにしてリサーチ・クエスチョンが適切かを検討します。

　観察によるデータ収集では、フルに五感を使って情報を収集することが大切です。日常生活を思い浮かべてください。そこで生じることは、見えるもの聞こえるものだけでなく、香りや手触り、味にも大きく影響されま

す。卑近な例を1つ。ある寒い日のこと、今夜は暖かい鍋で家族団らん…と鶏肉を買いに行ったはずなのに、肉屋さんでローストビーフを焼く匂いにつられ、バーベキュー用の肉を買ってしまいました。おかげで、なかなか焼けないバーベキューを前に、家族でブルブル震えながら待つ羽目に。夕食の場は、団らんどころか十二分に冷え切ってしまいました。

　もちろん、味覚、嗅覚、触覚に影響されてしまう可能性があるのは観察の場に登場する人物たちだけではありません。観察者も大いに影響されるはずですし、バイアスがかかる可能性さえあるのですから、これらの影響を軽視すべきではありません。

　観察の場にはたくさんの情報がありますが、自分が関心をもつ現象に関わる情報を、取りこぼしなく記録に残すためには、場に応じて効果的にメモをとる方法や、ビデオやIC録音を使用する方法を工夫しなくてはならないと思います。どの状況にも通じる原則は、常に観察場面から目を離さないことくらいです。

　ゼミでおこなった、映像を使って地と図をとらえリサーチ・クエスチョンを絞り込むトレーニングについては8章で、院生が実際に収集したデータは10章と12章で紹介します。

(2) テクストの作成

　観察が終わったら、すぐに分析のためのテクストを作ります。記憶とメモだけが頼りですから、観察とテクスト作りの間に時間を空けないことが大切です。そして、ここで用いるのが、GTAではおなじみの「問う」と「比較する」技法です。

　まず、メモと記憶をもとにして、場の状況、位置関係と登場人物の発言、行動の詳細など、可能な限りの情報を書き出します。登場人物の動きをコマ送りするように1つひとつ思い出しながら、誰が、どこで、どのタイミングで、何をしたか、どんな様子だったか、姿勢や表情、視線、声はどうか、周囲はどう反応したか、なぜそうだったのかなどと「問い」ながら、データを加えていきます。

他の場面や他の登場人物との「比較」をおこないながら、たとえば、この場では通常より声が大きかった、声が震えていた、トーンが高かった、他の人より動作が遅かった、驚いていたなどと書き出すことも有用です。GTA の分析ではプロパティとディメンションが重要ですから、極端なことをいえば、この時点でプロパティとディメンションが1個でも多いテクストを作ることを意識した方がよいと思います。

　なかでも、何かしらの「変化」が起こった場面は重要です。変化の前と後の状況、変化が生じた理由、きっかけ、変化に要した時間、何がどう変化したのか…などについて詳細に記録します。そしていったん記録が終わったら、状況を適切な言葉で表現できていることを確認します。

　先に述べたように、GTA を用いた分析をおこなうためには、五感を使って書き取っただけのテクストでは不十分です。テクストには、登場人物の言動だけでなく、言動の背後にあるもの、そこに至るまでの思い、判断、感情の動きに関する情報が不可欠です。このような情報を書き加えておかないと、分析の際に場で起こったことの要約以上のものが見いだせなくなってしまいます。

　一方で、これらの情報は収集者の主観的な解釈に基づくものであるため、根拠を書いておくことが大切です。そうすることで、観察者のバイアスが減少されますし、後で解釈の信憑性を確認することもできます。

　たとえば、「男は、よほど椅子に座りたかったように見える。」という解釈の根拠として「車両に乗り込むと、男は空席を見つけ足早に近づいて座った。」と記載しただけでは、解釈の根拠が十分に伝わりません。「足早に近づいて」が具体的でないためです。くわえて、このデータからプロパティ・ディメンションとして抽出できるものは、"空席を見つけた時期：車両に乗り込んだとき" "見つけたもの：空席" "歩く速度：速い" "近づく方向：空席" "座った場所：空席" くらいしかありません。

　もし、「車両に乗り込むと、男は1、2秒の間に視線を左から右に素早く動かし、右斜め前2.5m ほどのところに空席を見つけた。その（空席の）方向に視線を向けたまま、男は一直線に大股で足早に4歩進み、空席の前にたどりつくと同時に、身体を素早く右にひねり、90度くらいひねった

表 3-2　テクストを検討する際の指標 ── 観察法

(1) 鳥の目と虫の目による観察がなされ、状況が目に浮かぶ様な記述になっているか
(2) 下記が網羅されているか
　場（人、物、環境、空間、時間の流れ、匂い、触覚、味）
　登場人物の言動、口調や表情
　相互作用
　結果として生じたこと
　解釈した事柄（登場人物の考え、判断、感情や気持ちの動き）
(3) 解釈の根拠が書いてあり、信憑性を確認できるか
(4) リサーチ・クエスチョンへの答えが得られたか

ところからは殿部を少し突き出し気味で膝を曲げ、180度回転し終わる頃には席に座っていた。席に座るや、男は安心したようにふーっと3秒ほどかけてゆっくりと息をはき、はじめて周囲を見渡した。」と記述すれば、観察者が「男は、よほど椅子に座りたかったように見える。」と解釈した理由が理解できます。プロパティとディメンションもたくさんあげられます。

　根拠となる状況が十分示されていることは大切です。できれば、観察の後に登場人物（この場合であれば「男」）へのインタビューをおこない、自分の解釈が適切であるかどうかを確認すれば、さらに良いテクストになるはずです。

(3) テクストの検討

　観察法を用いて作成したテクストを検討するための指標を、表3-2に書き出してみました。ある場面で登場人物たちが演じる役割と相互作用を、観察によって把握しようとするのですから、まず、誰が読んでも状況が目に浮かぶ様なテクストになっていることが大切です。
　そして、現象全体を俯瞰する鳥の目と、細部に注目する虫の目の両方を使った観察がなされ、場（人、物、環境、空間、時間の流れ、匂い、触覚、味）、登場人物の言動、口調や表情、相互作用、結果として生じたことが

記述されているか、登場人物の考え、判断、感情や気持ちの動きについて、観察者が解釈した事柄が記載されているのかについても検討します。

くわえて、なぜそう解釈したのかという根拠がきちんと書かれているか、適切な解釈ができているのかを確認します。そして最後に、観察を通してリサーチ・クエスチョンに対応した現象を切り取ることができたのかも検討し、今後どのようなデータをどのような場で収集するかという、理論的サンプリングをおこないます。

3. インタビュー法と観察法を用いて作成した
   テクストの統合

　観察法とインタビュー法を使って収集するデータは相補的なもので、両方が揃うことによって現象を多角的に検討することが可能となります。どちらを先におこなうか、分析をどう統合するのかは、リサーチ・クエスチョンや場の状況で異なります。

　両方のテクストを別個に分析して、カテゴリー関連図を描いたあとで、統合してカテゴリー関連統合図を作るという方法と（図3-1）、インタビューデータと観察データを統合したテクストを作り、分析してカテゴリー関連図を作る方法があります（図3-2）。

　前者はイメージしやすいと思うので、本書の10章と12章では、後者を紹介します。まず、10章に出てくる照屋君（仮名）のデータは、テーマが「バスケットボール審判員の予測に関する実践知」、リサーチ・クエスチョンが「2人制審判で、リードを担当した審判員は、ゴール下において何を予測し行動するのか」ですから、審判員の予測に関するインタビューデータが優先されます。そこで、インタビューデータをもとにして観察データを統合するというやり方が使われています。

　一方、12章の三橋さんの研究の場合には、テーマが「小学生の歌唱活動における歌唱技能の習得過程の解明」、リサーチ・クエスチョンは「歌唱に必要な表現の手立てを、児童はどのようなプロセスを経て獲得してい

```
                ┌──────────────────┐     ┌──────────────────┐
                │ インタビューデータの収集 │     │  観察データの収集   │
                └──────────────────┘     └──────────────────┘
                         ↓                        ↓
                     ┌──────┐                 ┌──────┐
                     │ テクスト │                 │ テクスト │
                     └──────┘                 └──────┘
                         ↓                        ↓
                  ┌──────────┐              ┌──────────┐
                  │カテゴリー関連図│              │カテゴリー関連図│
                  └──────────┘              └──────────┘
                              ↘           ↙
                          ┌──────────────┐
                          │カテゴリー関連統合図│
                          └──────────────┘
                                  ↓
                          ┌──────────────┐
                          │ 理論的サンプリング │
                          └──────────────┘
```

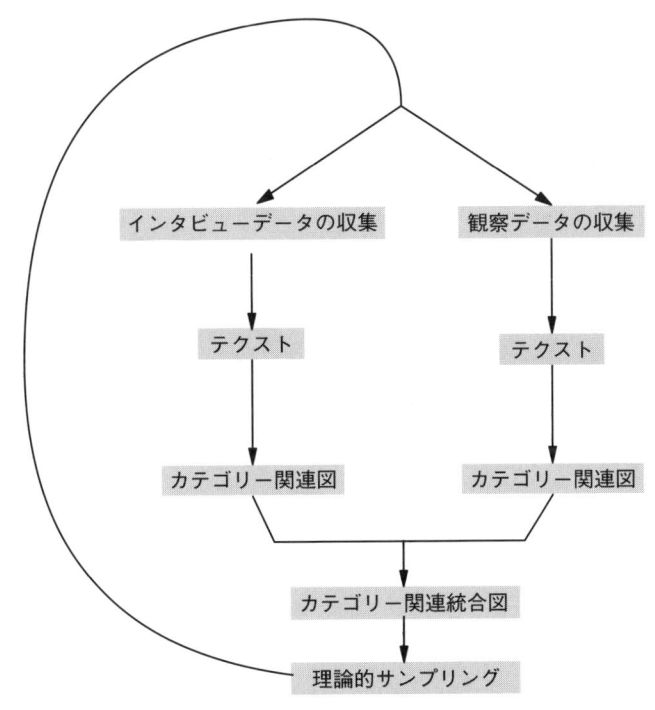

図3-1　インタビューデータと観察データを別個に分析して統合する方法

るのか」と「教師が、児童の現状に適した指導方策を選ぶ過程で何が起こっているのか」なので、観察データ（練習の場での観察、練習の場がビデオに録画されたもの、子どもの歌の録音）を中心にして、教師と子どもへのインタビューデータを統合するという方法がとられています。このようにリサーチ・クエスチョンによって、どちらをもとにしたテクストを作成するのかが決まるのです。

　この章では、インタビュー法と観察法を用いたデータ収集にくわえて、テクストの作成について説明しました。次章では、GTAを用いたデータ分析の概要を説明します。

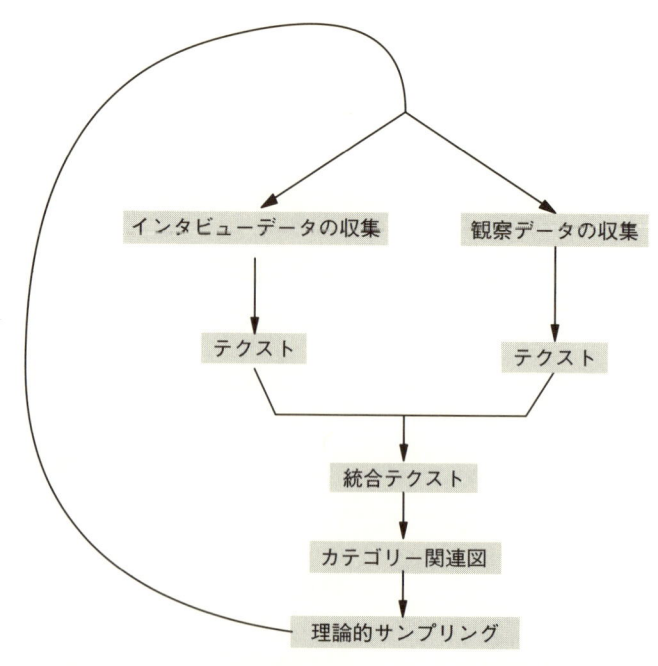

図 3-2 インタビューデータと観察データをテキストの段階で統合して分析する方法

[文献]

スタッズ・ターケル／中山容他（訳）（1983）『WORKING 仕事！』晶文社

戈木クレイグヒル滋子（編著）（2013）『質的研究法ゼミナール —— グラウンデッド・セオリー・アプローチを学ぶ（第2版）』医学書院. pp.171-199.

4章
グラウンデッド・セオリー・アプローチを用いたデータ分析法

　この本はグラウンデッド・セオリー・アプローチ（以下GTA）におけるデータ収集に特化した本ですから、分析法の詳細についての説明は範囲を超えたものです。しかし、テクストを眺めただけでわかるほど、できの悪いデータを除けば、データのよし悪しは分析してみるまでわからないところがありますから、少しだけGTAにおける分析法を紹介します。

　もちろん、どういうデータが「良いデータ」なのかは、どの分析法を用いるのかによっても異なります。本書で学ぶGTAの場合には、現象をカテゴリー関連図として把握し、それを文章にして理論として表すことを目指していますから、現象を把握するために十分な数のカテゴリーと、それらを関連づけるプロパティとディメンションを抽出できるデータが良いデータだということになります。

　以下では、GTAを用いた分析の特徴を紹介したあと、分析の手順を説明したいと思います。

1. グラウンデッド・セオリー・アプローチを用いた分析法の特徴

　本書で紹介するストラウス版GTAでは、ある特定の場で登場人物たちが演じる役割と相互作用、そして、その結果として生じるさまざまな変化のプロセスを把握しようとします。ストラウスの考えの基にあるシンボリック相互作用論では、人は社会的相互作用の中で生じる物事の意味を解釈し、自分にふさわしいと思う役割を担って行動すると考えられています。

同じ経験をしても、人によってそれをどうとらえるのか、意味づけるのかは異なります。複数の人がいれば、各人が自分の意味づけに基づいた行動をとることによって、複雑かつ多様なやりとりが生じます。それによって、さまざまなプロセスが発生するわけです。GTA は、このような多様な変化のプロセスをとらえようとする方法です。

ここでは、(1) 概念の抽出、(2) 分析の中核となるプロパティとディメンション、(3) カテゴリー関連図、(4) 分析が間違った方向に進まないための仕組み、(5) 交互におこなうデータ収集と分析、という GTA の分析の特徴を説明します。

(1) 概念の抽出

GTA という名前は、この方法がデータに基づいて (grounded) 分析を進める方法であることを示しています。しかし、データに基づくとはいうものの、GTA が目指すものは、単なるデータの要約ではなく、**理論**の産出です。GTA では、概念を関係づけることによって現象を表したものを理論と呼びますから、概念を正確にとらえることが重要となります。

概念の抽出は、分析者のバイアスがかかりやすい作業です。GTA では、データからプロパティとディメンションを抽出し、それらをもとにしてラベル名を付け、似たものを集めてカテゴリーを作るというふうに、抽象度を少しずつ上げていく仕掛けによって、概念の抽象度を上げる際の分析者のバイアスを最小限にとどめようとします。

たとえていえば、階段を1歩ずつ上がるような感じで抽象度を上げていくわけですが、階段の高さは一様ではなく、ラベル名を付けるまでは低めながら、カテゴリー名を付けるときには跳躍があります。

(2) 分析の中核となるプロパティとディメンション

GTA ではプロパティとディメンション、ラベル、カテゴリーという抽象度の異なる4つの概念を用います。プロパティとディメンションは一番

抽象度の低い概念ですが、GTAを用いた分析の核となるもので、分析の最後まで使い続けるものです。

　プロパティは分析者の視点を示すものです。これによって分析者に自分のものの見方を意識させ、他の見方の可能性にも気づかせる効果があります。また、ディメンションは、プロパティという視点から見たときのデータの位置づけを示すもので、分析の対象となっているあるデータの位置がどうであるのかだけでなく、その位置が変化したときに状況がどう変わるのかまで意識させるものです。

　プロパティとディメンションを用いて説明することによって、データをそう解釈した理由を言語化することが容易になります。解釈の根拠を論理的に示すことで、分析者の思考の道筋を他者と共有し、議論を通してよりよい分析のアイデアを得ることもできます。これはスーパーバイザーに指導を受けるときや、査読者とのやりとりでも同じように使えます。

　プロパティとディメンションは、このあと述べる、カテゴリー同士の関係を把握する際にも、分析者のバイアスを排除してよいアイデアにたどりつくための手助けとなります。このようなプロパティとディメンションの役割の大きさを考えれば、データ収集の局面で、プロパティとディメンションが豊富なデータを収集する重要性がおわかりいただけると思います。

(3) カテゴリー関連図

　先に述べたように、GTAでは概念同士の関係を明らかにして、データにあらわれた現象についての**理論**を作り上げようとします。しかし、「カテゴリーをプロパティとディメンションで結びつける」という点がわかりにくいために、分析者の主観的な解釈だけで結びつけただけの結果を示した論文があまりにも多かったので、私のバージョンのGTAでは、カテゴリー関連図を描くことによってカテゴリー同士の結びつけの根拠を可視化する作業を加えました。

　カテゴリー関連図は、1つの現象を形作る複数のカテゴリー（概念）を、プロパティとディメンションを使って結びつけることにより、カテゴリー

同士がどのような根拠で結びついているのかを示すものです。この作業では、データに出てくる時系列にとらわれないで、カテゴリー、プロパティ、ディメンションを見て適切な関連づけを考えます。時系列に引っ張られてしまうと、事例の要約の域を脱することができなくなってしまうからです。

　カテゴリー関連図を描くことによって、分析者の思い込みによってカテゴリーを関連づけてしまうことを防ぎます。また、どのようなプロパティが不足しているのか、どのプロパティのディメンションをどう変化させれば、プロセスと結果がどう変わるのかまでを把握することができます。くわえて、分析者の考えを図として示すことができれば、研究結果を他者と共有することが容易となります。

　さらに、カテゴリー同士の関係づけを考える中で、自分の通常の思考を越えて、思いがけないアイデアにたどりつく可能性が高まります。

(4) 分析が間違った方向に進まないための仕組み

　GTAには分析が間違った方向に進みそうなときに、それを止める仕組みもあります。まず、概念名（ラベル名、カテゴリー名）を付けるたびに、そのもととなった切片データと摺り合わせるというルールは、データと概念名とにズレがないかを分析者に確認させるためのものです。

　カテゴリー関連図を描くときにも、間違いがあれば、カテゴリーを関連づけることができなくなることによって不都合を知らせます。間違いには、カテゴリーの作り方が悪いのか、カテゴリーの命名が悪いのか、現象ごとのカテゴリー分類が悪いのか、各カテゴリーの主要なプロパティとディメンションが選択されていないのかなどの理由があります。このように、分析作業のいろいろな局面で間違いに気づく仕組みがある点は、GTAの強みです。

(5) 交互におこなうデータ収集と分析

　データ収集とデータ分析とを交互におこなうこともGTAの特徴です。

GTAでは、データを1つ収集したら、すぐに分析をおこない、現象ごとにカテゴリー関連図とカテゴリー関連統合図を描くところまで進みます。その後、**理論的比較**をおこなってプロパティ候補をあげ、**理論的サンプリング**をもとにして、次にどのような人や場から、どのようなデータを収集するかを計画します。

分析のたびに、カテゴリー関連図とカテゴリー関連統合図を作りますが、それによって、研究の進み具合と不足している概念を確認することができます。これ以上新しいカテゴリー、プロパティ、ディメンションが出てこない状態が**理論的飽和**と呼ばれ、分析の終着点だとされています。もちろん、そこまでたどりつくことができれば一番よいのですが、そこまでいかないうちでも、報告する意義のある新しい知見を把握したと判断したら、まだ把握できていない部分を明記した上で発表します。

2. グラウンデッド・セオリー・アプローチを用いた分析法の手順

分析法に関しては拙書に書いていますし、自習のためのワークブックも出しています。本書ではデータ収集について述べることに紙面を使いたいので、ここでは作業の流れを簡単に紹介するにとどめます。

GTAの分析は、3つのコーディング（オープン・コーディング、アキシャル・コーディング、セレクティブ・コーディング）で構成されています。オープン・コーディングでは、データの読み込みから、カテゴリーを把握し、カテゴリー名を付けるまでの作業をおこないます（表4-1の①〜④）。ここまで進んだら、アキシャル・コーディング（⑤〜⑨）に進みますが、カテゴリー関連図を使ってカテゴリー同士の関係を見たときに、カテゴリーの作り方や名前の付け方が適切でない部分に気づき、オープン・コーディングに戻って修正しなくてはならなくなるのが普通です。

分析をはじめたら、いったんリサーチ・クエスチョンを忘れて、カテゴリー関連図を作るところまで進めます。リサーチ・クエスチョンに縛られ

表 4-1　グラウンデッド・セオリー・アプローチの分析の流れ

① データを読み込みます。内容を把握するとともに、切片化に備えて代名詞や指示語が何を意味するのかを括弧書きで補足しておきます。
② データを内容ごとに切片に分けます。
③ 各切片データから、プロパティとディメンションを抽出し、それらをもとにしてラベル名を付けます。ラベル名を付けたら必ずもとの切片に戻って、その名前がデータの内容を表していることを確認します。
④ ラベルをカテゴリーにまとめて名前を付けます。カテゴリー名を付けたら、それぞれのカテゴリーを構成する切片データに戻って、その名前がデータの内容を表していることを1つひとつ確認します。
⑤ パラダイムを使って、カテゴリーを現象ごとに分類します。
⑥ 現象ごとにカテゴリー関連図を描きます。カテゴリー同士をプロパティとディメンションで関連づけ、中心となるカテゴリーを1つ選んで現象の名前にします。カテゴリー関連図でとらえた流れが適切であるか、データに出てきた全てのプロセスを含んでいるのかを確認します。
⑦ 概念（プロパティとディメンション、ラベル、カテゴリー）を使って、カテゴリー関連図を文章で説明したストーリーライン（抽象度の低い理論）を書きます。
⑧ カテゴリー関連図を、これまでに作った同じ現象のカテゴリー関連図と統合して、カテゴリー関連統合図を作り、それをもとにストーリーラインを書きます。
⑨ 分析結果と**理論的比較**を踏まえ**理論的サンプリング**をおこない、それをもとにして次のデータを収集したら、①〜⑧を繰り返します。
⑩ いくつもの現象をカテゴリー関連統合図として把握できたら、各カテゴリー関連統合図の中心となっているカテゴリーを、プロパティとディメンションを使って関係づけます。概念を使ってこの図を説明したものが、抽象度の高い現象を表す理論になります。

＊ ①〜④がオープン・コーディング、⑤〜⑨がアキシャル・コーディング、⑩がセレクティブ・コーディングになります。

てしまうと、それに合わせた結果を出そうというバイアスがかかってしまうからです。

　以下、コーディングごとに分析の流れに沿って説明します。

(1) オープン・コーディング

　まず、収集したデータをもとに作成したテクストを読み込みます。その時に、たとえば、インタビューであれば、質問とかみ合わない答えや辻褄

の合わない話、話の流れと関係ないようにみえる話、文法的な間違い、言いよどみなどに注目しながら、**そこで何が起こっているのか、何がきっかけとなって変化が生じているのか**をとらえようとします。GTAに限ったことではありませんが、分析で一番重要な作業は、はじめの読み込みです。この時に、データを何度も読み、そこで何が生じているのかを理解する努力が必要だと思います。

　データを読み込んだら、内容ごとの切片にして切り離します。そして、1つの切片データだけを見て、プロパティとディメンションを抽出し、それらをもとにしてラベル名を付けます。ラベル名を付けたら、必ずもとの切片データに照らして、その名前でよいのかを確認します。

　次に、似たラベルを集めてカテゴリーを作り、カテゴリー名を付けます。具体的には、それぞれのカテゴリーに集まったラベル名、プロパティとディメンションを見ながら暫定的なカテゴリー名を付け、各切片データに戻って、そのまとめ方と名前が適切かを確認します。よさそうであれば、それを最終的なカテゴリー名とし、今度はその名前をもとにして、プロパティとディメンションを適切な表現に変えて一覧表を作ります。

　このとき、カテゴリー名から考えて必要なプロパティがあれば追加し、データに戻って対応するディメンションがないかを探します。そして、ディメンションが見当たらなければ、疑問符を付けて理論的サンプリングに用います。

(2) アキシャル・コーディング

　アキシャル・コーディングでは、まず、パラダイムを使ってカテゴリーを現象ごとに分類します。同時に、現象ごとに1つのカテゴリー関連図を作ります。カテゴリー関連図では、プロパティとディメンションを使ってカテゴリーを関連づけます。

　プロパティとディメンションを用いることによって、分析者の思い込みによる結びつけを防ぎます。さらに、この仕組みがあることによって、通常の自分では思いつかないような結果にたどりつけることもよくあります。

カテゴリー関連図ができたら、中心となっているカテゴリーを1つ選んで現象の名前にします。

GTAでは、データを収集するたびに現象ごとのカテゴリー関連図を作ります。2事例目の分析以降は、同じ現象についてのカテゴリー関連図を重ねてカテゴリー関連統合図も作ります。そして、カテゴリー関連図やカテゴリー関連統合図について、概念（プロパティとディメンション、ラベル、カテゴリー）を用いて文章にしたストーリーラインを書きます。

さらに、ここまでの作業の中で疑問符や破線表示になっている部分と**理論的比較**をもとにして**理論的サンプリング**をおこない、次にどのような人からどのようなデータを収集するのかを決めます。

(3) セレクティブ・コーディング

アキシャル・コーディングで十分な数の現象が把握できたら、カテゴリー同士をプロパティとディメンションで関係づけ、抽象度の高い現象の理論を作ります。これを、セレクティブ・コーディングと呼びます。

アキシャル・コーディングとセレクティブ・コーディングは、プロパティとディメンションを使って概念同士を関係づける点では、基本的に同じ作業です。ただし、とらえようとする現象の大きさが異なります。アキシャル・コーディングでは小さめの現象を把握しますが、セレクティブ・コーディングでは大きめの現象を把握しようとします。

この章では、GTAにおける分析の特徴とその概要を紹介しました。このように詳細な分析をおこなうためには、それに適したデータを収集しなければならないことがおわかりいただけたのではないでしょうか。第Ⅱ部では、ここまでに説明した事柄を基にしたデータ収集法トレーニングゼミを紹介します。

第Ⅱ部
データ収集法トレーニングゼミ

5章
データ収集法トレーニングゼミの概要

　これまでの章で学んだように、グラウンデッド・セオリー・アプローチ（以下GTA）を用いたデータ収集では、リサーチ・クエスチョンに沿って、ある特定の場で登場人物たちが演じる役割と相互作用、そしてその結果として生じる変化を把握しようとします。第Ⅱ部では、データ収集をどうおこなうのかについてのゼミの状況を紹介します。まず、この章では本書のもとになった慶應義塾大学健康マネジメント研究科で毎年おこなっているゼミのねらいと概要を説明したいと思います。

1. ゼミのねらい

　GTAを用いた研究では、データ収集に協力してくれた人たちの立場から見た「ある状況が、異なる状況に変化する（または、しない）プロセス」を概念のレベルでとらえようとします。もちろん、プロセスは1つではなく複数あるはずです。すべてのプロセスを把握するためには、データの細部にまでこだわった分析をおこなう必要がありますから、そのような分析が可能となるデータを収集することが必要です。
　本書で紹介するゼミは、質的研究の初心者を対象にしたものです。このゼミには2つの目的があります。1つ目は、出来事の中から**何を切り取るのか**を決定する**リサーチ・クエスチョン**の立て方と、立てたリサーチ・クエスチョンが適切であるかどうかを確認する時期と方法を学ぶことです。
　2つ目は、**現象を正確に把握する方法**を身につけることです。GTAでは、現象を多角的にとらえるために複数の方法を用いてデータを収集します。

その中でも、インタビュー法と観察法を併用することが多いので、ゼミでもこれらの方法を学んでいます。

2. ゼミの概要

　データ収集法トレーニングのゼミは、毎年、春学期の後半に毎週2コマ（90分×2コマ）続きでおこなうものです。参加者は、春学期前半の研究と質的研究法の基礎科目を履修した人に限っています。修士課程、博士課程の院生が中心ではあるものの、外部の研究者、学部4年生、GTAを学びたい教員も入るために、参加者は15名前後になります。内容は参加者のレベルやニーズによって調整しますが、大まかには表5-1のようなものです。

　オリエンテーションの翌週には、2コマを使って、それぞれの院生がこのゼミの中でインタビュー法と観察法を使っておこなうデータ収集計画を検討します。検討の中心となるものは、研究テーマとリサーチ・クエスチョンです（6章で紹介します）。

　次に、インタビュー法に関する文献抄読をおこなった上で、院生が自分のリサーチ・クエスチョンをもとにして作ったインタビューの質問項目を検討します。そして、各自が関心のあるフィールドでデータ収集をおこなった後、8、9回目のゼミでは作成されたテクストを検討します（7章）。

　続けて、観察法を学びます。観察法はインタビュー法より馴染みのない方法なので、ゼミでは短い映像を使ってリサーチ・クエスチョンを絞り込む練習から始めます。通常、映画から取り出した2～3分の映像を見せて、「地（各場面の状況、登場人物の動き、時間の流れ）」をとらえた上で、どのようなリサーチ・クエスチョンが考えられるのかを検討します。その後、「図（中心となる現象）」をとらえるというトレーニングをおこない、各自でテクストを作成し（8章）、分析します（9章）。

　題材は毎年変わりますが、本書では『The Fall／落下の王国』（ワーナー）の冒頭の約2分半を使ったゼミを紹介しています。大変美しい映画です。

表5-1 データ収集法ゼミの概要

回数	概要	本書の主な該当部分
1	オリエンテーション グラウンデッド・セオリー・アプローチにおけるデータ収集法	
2	テーマ、リサーチ・クエスチョンの設定とデータ収集計画の立案	6章
3		
4	インタビュー法をもちいたデータ収集 ①②：質問項目の検討	7章
5		
6	インタビュー法をもちいたデータ収集 ③④：演習	
7		
8	インタビュー法をもちいたデータ収集 ⑤⑥：テクストの検討	
9		
10	映像を使った観察データ収集	8章
11		
12	映像から収集したテクストの分析	9章
13		
14	観察法をもちいたデータ収集 ①②：リサーチ・クエスチョン、観察項目の検討	10、12章
15		
16	観察法をもちいたデータ収集 ③④：演習	
17		
18	インタビューデータと観察データの統合	
19		
20	インタビュー法と観察法をもちいて収集したデータの分析	11章
21		

* 各回は90分のゼミ。

レンタルしてご覧になりながら、これらの章をお読みいただければ、ゼミでのやりとりがイメージしやすくなると思います。さらに、映像から観察データを収集して8章のデータと比較したり、9章の分析結果と比較することもできます。なお、YouTubeに予告編があります。http://www.youtube.com/watch?v=53IdeMxih9k

映像を使ったトレーニングの後、リサーチ・クエスチョンをもとにして、それぞれの院生が収集した観察データのテクストを検討します。そして、先に作成したインタビューデータのテクストと統合します。この時にインタビューデータと観察データのどちらを中心にして統合するかはリサーチ・クエスチョンによって決まります（10章、12章）。
　最終回のゼミでは、院生が作成した統合テクストの中から1つを選んで分析します（11章）。分析することによって、適切なカテゴリーを抽出できるデータなのか、カテゴリー同士の関連を把握できるほどのプロパティとディメンションが含まれたデータなのかが明らかになります。
　ところで、通常、理論的サンプリングは、データ分析の後におこなうものだと思われています。もちろん、データ分析後に理論的サンプリングをおこなって、今回収集できなかったプロパティとディメンションは何か、次のデータ収集でそれをどう収集するのかを検討することは重要です。しかし、じつは理論的サンプリングは、データ収集の後にもおこなわれるべきものなのです。（もっというと、データ収集とデータ分析の作業を通して、常におこなわれるべきものです。）データ収集から記憶が新しいうちにデータを見て、次回はどのような場や人から、どのような方法でデータ収集をおこなうかを検討しておくことは重要です。
　同じように、リサーチ・クエスチョンについても、2章で説明したように、データ収集後とデータ分析後の両方の時点で確認します。収集したデータがリサーチ・クエスチョンと対応しているか、分析によってカテゴリー関連図として把握した現象がリサーチ・クエスチョンと対応しているのかを検討し、もしも対応していなかったらリサーチ・クエスチョンを考え直します。
　なお、表5-1には、ゼミのスケジュールと本書における主な該当部分を示しましたが、学習内容や到達目標はあるものの、実際のゼミは即興で生じるやりとりの中で進行しますから、読者にとっての読みやすさを優先し、異なる回のゼミであっても同じ章の中に入れたり、順序を逆にした部分があります。
　文中での参加者の名前はランダムなイニシャルになっています。1つの

やりとりの中では同じ人の発言だとわかるように同じイニシャルを付けましたが、同じ章であっても別の部分まで統一したわけではありません。ただし、章をまたがってデータを提供する2人の院生（中山さん、照屋君）には仮名を付けました。また、他大学（東京藝術大学）の院生ながら、専門とする歌唱の練習の傍ら3年間にわたってゼミに参加し、最終章で博士論文研究の一部を披露してくれた三橋さんの発言には、実名を付けています。

6章
リサーチ・クエスチョンの検討

　2章に書いた研究の手順を学んだあと、参加者たちは自分の関心に沿って研究テーマとリサーチ・クエスチョンを決め、インタビュー法と観察法の両方を用いてデータ収集をおこなう計画を発表しました。この章では、院生たちの研究テーマとリサーチ・クエスチョンを検討したゼミの状況を紹介します。以下、1. リサーチ・クエスチョンの立て方、2. インタビューにおけるリサーチ・クエスチョン、3. 観察におけるリサーチ・クエスチョン、4. データ収集後の確認、5. 院生の学び、の順で紹介したいと思います。

1. リサーチ・クエスチョンの立て方

　まず、リサーチ・クエスチョンを検討したゼミの状況を紹介します。看護師として働いた経験のあるXさん(修士課程1年生、看護学専修)は、「先天性異常を持って生まれた子どもの家族に対するケア」というテーマを選びました。リサーチ・クエスチョンは「先天性異常を持って生まれた子どもの家族のストレスを、医療者はどう観察して関わっているか」です。ゼミでは、Xさんのテーマとリサーチ・クエスチョンを2章の「表2-1 研究テーマ設定の指標」(p.24) と「表2-2 リサーチ・クエスチョン設定の指標」(p.26) を使って検討しました。
　すでに立てられたテーマとリサーチ・クエスチョンが適切かどうかを検討するためには、両方を一緒に検討します。Xさんのテーマとリサーチ・クエスチョンから考えると、表2-1の研究する意味、新奇性のある結果と

実現の可能性はありそうです。

　また、表2-2を使ってリサーチ・クエスチョンを検討すると、研究テーマとリサーチ・クエスチョンは対応していますし、シンプルで具体的です。ただし、「先天性異常を持つ子どもの家族のストレスを、医療者はどう観察して関わっているのか」というリサーチ・クエスチョンには、複数の問いが含まれています。ゼミでは、「1. 先天性異常を持って生まれた子どもの家族は、どのようなストレスをもっているのか」、「2. 医療者は、先天異常を持って生まれた子どもの家族のストレスをどう観察するのか」、「3. 医療者は先天異常を持って生まれた子どもの家族のストレスにどう関わっているのか」という3つのリサーチ・クエスチョンに分けるべきだという意見が出されました。

　さらに、Xさんのリサーチ・クエスチョンでは、どのような現象を対象にしているのか、誰からデータを収集するのかが不明確です。3つに分けたリサーチ・クエスチョンの一番目にあたる「1. 先天性異常を持って生まれた子どもの家族は、どのようなストレスをもっているのか」というリサーチ・クエスチョンについての、ゼミでのやりとりを見てみましょう。

　　A：「先天性異常」って、どんなものを考えているんですか?
　　X：先天性異常にはダウン症みたいな染色体異常もありますし、無脳症もありますし、先天性心疾患や口唇裂などもありますが、全部あわせて対象にしたいと考えました。
　　B：でも、今おっしゃった4つだけでも、異常の程度とか、医療が必要な度合いとか、治癒率はどうなのかとか、子どもが将来どうなるのかなどの状況がかなり違いませんか? 1つの疾患、たとえば、先天性心疾患だけでも、それぞれの子どもの状態はかなり違うと思います。そうすると、子どもの状態によってお母さんのストレスも大分違うんじゃないでしょうか。子どもの状態をもっと特定した方がいい様な気がするんですが…。
　　X：でも、私はあえて特定しないで研究したいと思っています（きっぱりと言い切る）。どんな病気でも家族は大変ですし、いろいろな対象者が

混ざった方がおもしろい結果が出ると思ったのでこうしました。
C：でも、ストレスの内容や量は異なりますよね。私もBさんと同じ意見で、対象を絞った方がよいと思います。前に先生から、1つひとつの研究は小石で、積み上げられる形で発表して積み上げた方がよいという話がありましたよね。
X：確かにそうですが、う～ん…
C：それと、質問ですが、「家族」って誰を指しますか？
X：家族全体を対象にしたいと思っています。
C：同じ家族でも、たとえば、母親と祖父とではストレスがまったく違うと思うので、誰が対象なのかを決めた方がよいのではないですか。
X：私は、家族全体のストレスを見たいと考えたんですが、う～ん（声が小さくなる）。
戈木C：BさんやCさんが心配するように、さまざまな先天性疾患が対象で、しかも家族全体を対象にした研究は、普通は初心者の手に負えるものではないと思います。ただ、先行研究がよほど蓄積されていれば、話が違います。先行研究の蓄積状況はどうなのでしょう？
X：まだ検討できていません。今回、間に合いませんでした…
戈木C：では、まず文献検討をおこなって、これまでの研究成果としてわかっていることをはっきりさせてから、この研究で何を明確にしたいのかというリサーチ・クエスチョンを検討しましょうか。

　Xさんは、自分の関心だけで研究テーマとリサーチ・クエスチョンを立ててしまったようです。他の院生が指摘しているように、1つの研究で明らかにできることは限られていますから、自分の関心のすべてを盛り込むのではなく、この研究で明らかにしたい事柄を絞り、それにあわせて研究対象を決めてリサーチ・クエスチョンを立てるべきです。
　そのためには、先行研究の文献検討によって研究の蓄積状況と課題とを明らかにすることが必要です。質的研究だからと文献検討をおろそかにする人がいますが、2章で説明したように、先行研究の文献検討は研究テーマを決めるときにも、リサーチ・クエスチョンを立てるときにも重要な指針となります。

6章　リサーチ・クエスチョンの検討

2. インタビューにおけるリサーチ・クエスチョン

次に、インタビュー法を用いた研究のリサーチ・クエスチョンについて検討したゼミの状況を紹介します。中山さん（仮名：修士課程1年生、看護学専修）は、学部生の時の実習経験から、表6-1の左側にあげたように、「患者の医師に対する信頼度」というテーマの研究を考えました。リサーチ・クエスチョンは「1. 患者から信頼を得るために、医師はどんなことに気をつけているのか」と「2. 患者の医師への信頼度はどうか」の2つで、医師にインタビューをおこなうという計画です。

まずテーマですが、研究する意味がないとはいえないものの、よく目にするテーマで、新奇性のある結果が期待できるかどうかが心配です。このテーマで新しい知見を得るためには、先行研究をつぶさに検討した上で、リサーチ・クエスチョンを吟味する必要がありそうです。はじめて研究に取り組む院生は、すでにたくさんの人が取り組んだテーマを選びがちですが、一般にむしろこれまでにあまりおこなわれていないテーマの方が、新奇性のあるおもしろい結果を得られる可能性が高いと思います。

次に、リサーチ・クエスチョンを検討しました。まず1つ目のリサーチ・クエスチョンについては、研究テーマに対応していないため修正が必要だという意見が出ました。また、2つ目のリサーチ・クエスチョンに関しては、次のようなやりとりがありました。

A：研究テーマと2つ目のリサーチ・クエスチョンにある「信頼度」という言葉が気になりました。中山さんは「信頼度」をどういう意味で使っていますか？
中山：患者が医師をどれくらい信頼しているかという意味です。
A：あれ？　医師にインタビューをおこなうという計画でしたが、患者がどのくらい医師を信頼しているのかを医師に質問するんですか？
中山：はい、そのつもりです。

表6-1 中山さんの研究テーマとリサーチ・クエスチョン

	修正前	修正後
研究テーマ	患者の医師に対する信頼度	医師の患者との関係づくり
リサーチ・クエスチョン	1. 患者から信頼を得るために、医師はどんなことに気をつけているのか 2. 患者の医師への信頼度はどうか	患者との関係をつくるために、医師はどのような働きかけをしているか
インタビューの対象	医師	医師

A：でも、医師が自分に対する患者の信頼度について話せますか？「中山さんのお母さんは、どのくらい中山さんを信頼してますか？」と中山さんに質問するようなものですよね。

中山：あっ、そう言われれば確かにそうですね（笑）。

B：私も同じ意見です。もし、このリサーチ・クエスチョンで医師が対象なら「医師は、患者にどのくらい信頼されていると思っているのか。」にしないとデータを収集できないと思います。ただ、それが中山さんが知りたいことなのかはわかりません。

このやりとりを踏まえて、中山さんは研究テーマとリサーチ・クエスチョンを考え直しました（表6-1右側）。やや個性に欠ける点は変わりませんが、修正後のリサーチ・クエスチョンは研究テーマに対応しており、シンプルで具体的です。リサーチ・クエスチョンに含まれる問いは1つとなり、対象とする現象や誰からどのようなデータを収集するのかもわかります。

それにくわえて、収集できそうな回答がイメージできます。もちろん、予想した答えを超えるようなデータの収集を目指さなくては研究をおこなう意味がありませんが、リサーチ・クエスチョンを立てたときに、いくつかの答えをイメージできることは重要です。

このリサーチ・クエスチョンをもとにして中山さんが作った質問項目と、

収集したデータは次章で紹介します。

3. 観察におけるリサーチ・クエスチョン

　それでは、映像を使った観察法のトレーニングでおこなったリサーチ・クエスチョンの検討に進みます。インタビュー法と観察法では収集者がその場をコントロールできる度合いがかなり異なります。インタビューなら聞き返してデータを確認したり、データ収集の方向や会話のスピードを変えることができます。また、質問項目や問い方が適切であれば、リサーチ・クエスチョンに対応したデータを収集できる可能性が高くなります。しかし、観察ではそうはいきません。
　観察では、その場に適したリサーチ・クエスチョンを立て、観察をもとにした解釈をおこないながらデータを収集しなくてはならないので、インタビュー法を用いるとき以上にリサーチ・クエスチョンの精度が問われます。これは初心者には簡単なことではありません。
　そこで、ゼミでは研究テーマを提示した上で短い映像を見せ、場面に合ったリサーチ・クエスチョンを設定するというトレーニングをおこなう中で、リサーチ・クエスチョンによって場面の見え方が変わるという体験をしてもらいます。このゼミについては8章で紹介しますが、ここでは参加者のDさんがゼミ日記に書いた、そのときの体験を紹介します。

　　「子どもの入院生活への適応」という研究テーマだけを与えられて映像を見たとき、主人公の女の子が病室の子どもたちをゆっくり眺めるシーンは「馴染みのない同室者と関わる接点を探している場面」なのだと思った。しかし、ゼミの討論を通して「子どもが病室を出るというルール違反を犯すときに、周囲からの妨害をどう回避しようとするのか」というリサーチ・クエスチョンにたどりついた途端に、同じシーンが「自分が部屋を抜け出そうとしていることを、大人に告げ口してしまう同室者がいないかどうかを探っている場面」に見えるようになり、ちょっとした表情の変化から、

女の子の緊張感が高まっていることにも気づくことができた。リサーチ・クエスチョンによって、物の見え方がここまで変わることには驚いた。(院生D)

　リサーチ・クエスチョンは、観察者が現象をどう見て、切りとるのかを規定するものですから、リサーチ・クエスチョンを立てることによって場面の見え方が変化するのは当然です。しかし、百聞は一見に如かず、体験しないことには実感できないもののようです。
　映像を使ってリサーチ・クエスチョンを立てるトレーニングをおこなったあと、院生たちは自分の関心のあるテーマに沿って場を決め、データ収集に出かけます。このときには、観察の場で何が生ずる可能性が高いのかを知った上で、リサーチ・クエスチョン候補を前もっていくつか立ててから、本番の観察に臨むように勧めています。リサーチ・クエスチョン候補をあげておかないと、必要なデータを収集できないままに観察が終わってしまう可能性が高くなってしまうからです。

4. データ収集後の確認

　2章の「表2-3　リサーチ・クエスチョンの確認」(p.28) で説明したように、リサーチ・クエスチョンは研究のいろいろな段階で何度も確認するものですが、なかでも、データ収集のあとで収集されたデータの概要とリサーチ・クエスチョンとが対応しているのかを確認し、対応していなければ軌道修正をおこなうことが大切です。ただし、ここで間違った判断をしてしまわない注意が必要です。ここでは、ゼミに出されたYさん(修士課程2年生、看護学専修)の例を紹介します。
　Yさんの研究テーマは「終末期がん患者の意向を尊重した療養方針決定の支援」で、リサーチ・クエスチョンは以下の3つです。

1. 終末期の療養方針の決定において、患者はどのような意向を表出す

    るか
 2. 看護師は、患者の意向をどのように引き出しているか
 3. 看護師は患者の意向を、意思決定プロセスにどのように反映させているか

　Yさんがゼミで発表した、緩和ケア病棟で長年にわたって働いている看護師Nさんへのインタビューデータの一部を、表6-2に紹介します。
　Yさんは「リサーチ・クエスチョンに答えるようなデータが得られませんでした。」とがっかりした表情で話しました。
　しかし、果してそうでしょうか。N看護師は、「今回の決定にしっくりいかないところがあった」(N1)、「何かあるんじゃないか」(N2)、「確信はないけど、気になっていた」(N2)、「何か気になってた」(N3)、「何か違うって思いがしてた」(N3)、「私の中でストンと落ちていなかった」(N4)と、通常のAさんの言動から考えて、今回の決定は何かおかしいと察知したことを何度も伝えています。これは、患者であるAさんを理解していなければ生じないものです。しかも、この異変に気づかなければ、その後の発見に至ることができなかった可能性が高いのですから、具体的にどういう条件が揃ったときにN看護師がおかしいと察知できるのかを知りたいところです。
　続いて、N看護師はしっくりしない感覚をもとに、患者さんに「Aさん、身体だるい？」(N1)と声をかけ、それに対してAさんは「俺、死ぬのか？」(N5)と答えています。通常、患者さんは、受けとめてもらえると感じる関係や雰囲気の中でしか、死についてこのようなストレートな表現をしないと思います。「それまでも、うん、Aさんとは死について話してきた」(N5)と話されていることから、N看護師とAさんの間には、Aさんが「俺、死ぬのか？」と言えるような関係ができていたのだろうと推測できます。転院から1ヶ月しか経っていない終末期の患者さんと、死について話すことのできる関係をつくっていることからも、N看護師の看護師としての能力の高さが伺えます。このような関係があったからこそ、おかしいと察知できたのかもしれません。

表6-2　Yさんのテクスト

インタビューの概要：
　N看護師の話の中に出てくるAさん（70代男性）は、がんの末期で、6ヶ月以内で亡くなるだろうと診断され、緩和ケアを希望して、1ヶ月ほど前にN看護師が働く病院に転院した。痛みは薬でコントロールできている。週に2回の人工透析が必要だが、N看護師の働く病院には透析の設備がないため、近くの透析専門の病院に車椅子で通っていた。しかし、トラブルがあり、「あの病院には、もう行きたくない」と訴えた。近くには他に透析の病院がないため、透析もできるY病院への転院の検討を始めた矢先に、「Aさんと話し合って、透析をやめて、この病院に残ることに決めた」と家族から申し出があった。透析をやめることは、近い将来、尿毒症（尿に排泄されるべき尿素その他の廃棄物が血中に溜まることによって生じる中毒症状）による死が起こることを意味する。この話を聞いたとき、N看護師は通常のAさんの言動から考えて、何かおかしいと感じた。
　以下は、透析を中止して1週間後に、日勤のN看護師がAさんの部屋を訪室したときのやりとりの話で、結果的に、Aさんは死を覚悟して透析をやめようと考えたのではなく、Y病院に転院すると、妻が面会に来られなくなってしまうことが嫌で、「透析をやめる」と言ったことがわかった。

(Q：聞き手、N：語り手)
Q1：Aさんが、自分の本当の思いを話してくれたときのことを、もう少し詳しく話してもらえますか？
N1：うーん。そうですね（10秒ほど考える）。確か、病室に行ったときに、4人部屋の窓側のベッドで、辛そうに横になっていて、尿毒症の症状が出始めていると思って、「<u>Aさん、身体だるい？</u>」って聞いたと思う。透析を2回やらなかったから、かなり辛くなっていたと思うし（真剣な表情）。私も、そうですね、何か、<u>今回の決定にしっくりいかないところがあったんだと思う</u>。
Q2：しっくりいかないって？
N2：「透析をやめて、この病院に残る」って、Aさんと家族が決めたことだったんだけど、大きな決断なのに何も言わず様子も普通と変わらない。<u>何かあるんじゃないかって</u>。うん、<u>確信はないけど、気になっていた</u>んですよ。
Q3：気になっていた…
N3：透析をしないってことは、このまま亡くなるってことですよね。そこまで覚悟ができてるのかなあって。<u>何か気になってた</u>、うん。本人も家族も、こんな大事な決定なのに、何かあっさりしてるなあって。なんか、その亡くなるってことに触れないような、うーん、なんていうか（10秒ほど考えて）、重要な決定なのにあっさり決まってしまって、誰も何も言わない、<u>何か違うって思いがしてた</u>。
Q4：透析を中止すると、近いうちに死が訪れる。その決断って、確かに重たい決断ですね。そのことについてAさんや家族はどういうふうに考えていらっしゃったんですか？

> N4：そう、そう、そこなんですよね（座り直す）。決めたのはいいんですよ。だけど、どういう考えで決めたのか、そう、そこが、<u>私の中でストンと落ちていなかったんだと思う</u>。そのときは、家族と本人で話し合って決めたとしか聞いてなくて、それも、「透析はこれ以上続けたくないと本人が話している」って家族が言ってきたって。本人は本当にそう思っているの？って疑問に感じて。うん。そう、それで、さっきの続きになるんですけど、
> Q5：えーと。先ほどの、病室に行ったときのこと？
> N5：ええ。そうです。どこまで話しましたっけ。えーと、ああ、だるそうに見えて声をかけたら「<u>俺、死ぬのか？</u>」って突然、Aさんが言ったんですよね。それで、<u>あー、来たか</u>って思って、びっくりはしなかったけど、これってあたり前のことで。<u>それまでも、うん、Aさんとは死について話してきたんだ</u>けど、やっぱり、その、実感として現実になってきたことで、何だろう、死ぬってことを意識したっていう感じで。「<u>Aさん、つらいの？</u>」と聞いたら、「うん。透析しないと死ぬって先生言ってたな。<u>死にたくない</u>。」って、ポツンと言ったんです（泣きそうな表情）。（10秒ほどの沈黙）
> Q6：Aさんの本当の思いに触れた。
> N6：うん。そうですね。どうしようって。でも、患者さんの本当の思いを聞かなきゃって思って。で、「Aさんが決めたことは尊重するけど、<u>本当に、このまま透析をしなくていいの？</u>」みたいなことを聞いたと思う。
> Q7：Aさんは、どう？
> N7：Aさんは「病院を移ったら、お母さん（奥さん）が来れないっていうから」って。それで、えっ？…って思って。そういえば、転院先として候補になっていたY病院は自宅からのアクセスが悪くって、そうだ、「面会に行けないよ」って奥さんが言ってたのを思い出して、あー、そういうことだったのかって思ったんです。それで、「お母さんが面会に来れる病院だったらいいの？」って聞いたら、「えっ、そんな病院あるの？」って、Aさんが。じゃあ、亡くなること覚悟で透析やめると言ったんじゃなかったんだってわかって。どうしたいか聞いたら、Aさんが「お母さんが来れるところで透析を続けたい」と言って、それで急いで別の病院を探すことになったんですよ。

＊本文中に出てくる部分に、下線を引いています。

さらに、「俺、死ぬのか？」（N5）というAさんの言葉を、N看護師は「あー、来たか」と受けとめ、「びっくりはしなかった」と話していますが、「Aさんつらいの？」と返すことで、Aさんがさらに思いを表出できる場をつくっています。そして、「「本当に、このまま透析をしなくていいの？」みたいなことを聞いた」（N6）という介入によって、Aさんが死を覚悟して人工透析をやめたのではなく、「病院を移ったら、お母さん（奥さん）が来れないっていうから」人工透析をやめると言ったことがわかっ

たのです。

　以上から、N看護師が転院から1ヶ月の間に患者であるAさんの状況を理解し、Aさんの決定に違和感をもったために、気持ちを確認しようと問いかけたことがわかります。これは、Yさんの2つ目のリサーチ・クエスチョンである「看護師は、患者の意向をどのように引き出しているか」に対応したデータだといえます。

　もし、Yさんがそうとらえていれば、(a) N看護師は転院した終末期患者と、短期間のうちにどう関係をつくるのか、(b) どのようなときに、患者の決定に確認が必要だと察知するのか、(c) その後、どういう方法を使って患者の思いを引き出すのかなどという点に関心をもってインタビューを進めることができたはずです。

　さらに、N看護師が患者さんの気持ちをうまく引き出すことのできなかった事例についても話してもらうことができれば、今回の事例との比較により「看護師は、患者の意向をどのように引き出しているか」という現象がより明らかになったと思われます。

　ところで、Yさんは「でも、N看護師は特別なことをしたわけではなく、たまたま話を聞いたらわかっただけのことだから、特別な話じゃないと思います。」とも話しました。しかし、「たまたま話を聞いた」のではなく、何かおかしいと察知して声をかけたからこそ、「あー、来たか」(N5)と思えるような反応が引き出せたのではないでしょうか。また、N看護師なら、患者さんから思うような反応が出ない場合には、さらに踏み込んで質問し、何かを引き出そうとしたかもしれません。

　もちろん、N看護師はなにも意識せずに、患者さんに対応しているだけなのかもしれません。しかし、もしそうであれば、語り手本人が意識せずにおこなう高度な技だということになりますから、そのメカニズムを明らかにすべきです。

　しかし、Yさんにはリサーチ・クエスチョンに対して自分で作り上げた答えのイメージが強すぎたために、目の前のデータがおもしろいとは思えなかったようです。もしかすると、Yさん自身も優れた実践者であるために、仲間の働きかけを「普通」だと判断してしまったのかもしれません。

データにあらわれたYさんの問いかけは適切で、とてもおもしろいデータを収集しています。しかし、どんなに良いデータを収集しても、そこにおもしろさや、リサーチ・クエスチョンに対応した部分を見いだせなければ、宝の持ち腐れになってしまいます。リサーチ・クエスチョンを立てたときに、収集される可能性のある答えをいくつかイメージしておくことは重要ですが、いったんデータ収集を始めたら、それに引っ張られないことが大切です。

ところで、特に研究の初心者のときには、自分のデータのどこがおもしろいのか（またはおもしろくないのか）を適切に判断できないかもしれません。そのようなときにこそ、データから一歩離れたところにいる指導教員や、仲間にデータを読んでもらって意見を聞いたらよいのではないでしょうか。

5. 院生の学び

さて、参加者はゼミで何を学んだのでしょうか。院生のレポートを紹介します。

> リサーチ・クエスチョンは、研究対象、方法、どのような現象を対象にするのかが理解できるシンプルで具体的な問いでなくてはならない。そして、リサーチ・クエスチョンは、答えがイメージできることが重要である。答えのイメージができるとは、答えが最初からわかっているということではなく、ある程度の答えがイメージできる程度の方向性をもったリサーチ・クエスチョンであることが重要だと理解した。
>
> 研究とは積み重ねであり、中長期的な研究のテーマや目標をもつことは重要だが、リサーチ・クエスチョンとは今取り組んでいる研究に関する問いであり、具体的なものでなくてはならない。ブレない、論理的な研究をおこなうためには、リサーチ・クエスチョンをきちんと検討する作業が必須であると学んだ。（院生E：修士課程1年生、スポーツマネジメント専

修）

　リサーチ・クエスチョンの大切さがおわかりいただけましたか。次の章ではインタビューデータの収集トレーニングの状況を紹介します。

7章
インタビューデータの収集

髙嶋希世子

　院生たちは各自のリサーチ・クエスチョンをもとに質問項目を作成し、実際にインタビューをおこないました。ゼミでは、インタビュー後に作成したテクストに関して参加者から意見をもらい、リサーチ・クエスチョンとの対応について検討しました。以上に関するゼミでのトレーニングの様子を、1. インタビューの実際、2. テクストの検討、3. リサーチ・クエスチョンの再検討、4. 院生の学び、の順に紹介します。

1. インタビューの実際

　ここでは、前章に出た中山さん（仮名）がおこなったインタビューを例にあげて説明します。表7-1に中山さんのインタビュー情報を示します。
　中山さんは、具体的な話を引き出すため、質問項目の3番に、何回も受診した患者と初診の患者を比較する問いを用意しました。また、4、5番のように、うまくいかない場合の状況と対処法を尋ねることで、診療所の医師Dさんが個別的におこなっている工夫を語ってもらえるのではないかと考えました。中山さんがインタビュー後に作成したテクストの一部を表7-2に紹介します。

表7-1 中山さんのインタビュー情報

研究テーマ	医師の患者との関係づくり
リサーチ・クエスチョン	患者との関係をつくるために、医師はどのような働きかけをしているか
フィールド	地域の診療所（内科）。診療場面を見学した後、インタビューを実施。
語り手	D医師。60歳代の男性。診療所の院長。 診療所の開業前は大学病院に勤務。中山さんとは顔見知り。
質問項目	1. 患者との関係をつくるために、どのような働きかけをしているか 2. 初診の患者にはどのように接しているか 3. 何回も受診した患者には、初診の患者と接し方を変えているかもし変えていれば、どのように変えているか 4. 患者との関係がうまくいかないと思うのは、どのようなときか 5. 患者との関係がうまくいかないときは、どのように対処しているか 6. 大学病院に勤めていたときと今とでは、患者との関係づくりにどのような違いがあるか

2. テクストの検討

ゼミでは、3章「表3-1 テクストを検討する際の指標」(p.39) に従って、中山さんのテクストの一部（表7-2）を検討しました。そのやりとりを紹介します。

(1) 自然な流れの中でインタビューが進んでいるか

中山さんの場合には、語り手と顔見知りであったことがプラスに働き、語り手はインタビューに協力的でした。このことから、沈黙が長く続くことも、話がかみ合わないということもなく、インタビューはスムーズに進行している方だと思われます。しかし、知り合いと話す場合には、「これくらいのことはわかっているだろう」という前提をもち、詳細に話されなくなってしまうというマイナスの面もあるため、注意しなくてはなりません。インタビュー中は、話されている場面を具体的にイメージできるか、考え

表7-2　中山さんのテクストの一部

Q1：初診の患者さんと何回も来ている患者さんとで接し方を変えていますか？
D1：これは、変えていますね。初診の患者さんは初めてで、え～っと…（考え込むように、沈黙3秒）、おどおどしている場合もあるし。え～、なるべく柔らかい、<u>話しやすい雰囲気をつくってあげ</u>ないといけないと思うので。う～ん、何回も来ている人の場合はもうわかっているから、それほど気を遣わなくてもいいんですけど、初診の患者さんはやっぱり（強調）気を遣いますね。患者さんの性格にもよりますけど、言いたいことを十分に言えないという人もいますのでね、そういうことがないように、話しやすい雰囲気をつくってあげるということが必要だと思いますけどね。だから、まぁ、初診の患者さんには、<u>にこやかに優しい態度で接してあげます</u>（微笑んだあと、Dさん自身が用意していたメモを見る）。
Q2：はい。
D2：え～、まぁ、なるべく患者さんと正面から向き合って、目を見て話すようにするということを心がけていますけどね。
Q3：患者さんとの関係がうまくいかないなって思うのはどんなときですか？
D3：はっはっは～（声高に笑いながら）、うまくいかないときなんてたくさんあるよ～。まず、第一は<u>無口な患者さん</u>のときだね。これはできるだけ、話を引き出さないといけないんで、時間がかかりますよね。それから（早口になっていく）、逆にその<u>お年寄り</u>で、何を言いたいのかわからないっていう人の場合は、ちょっと困るんですよね。これもお年寄りでよくあるんだけども、自分のことは言わないで、お孫さんがどうのこうのっていうことから始まっちゃうとね。時間が十分にあれば、それを聞いてあげるのもいいんだけど、なかなかそういうふうに、<u>時間をかけて聞いてあげられない場合があって。</u>それをうまくどっかで打ち切って、その患者さんの訴えがどこにあるのか、え～、まぁ、そのお孫さんとの関係がないわけでもないんですよね。たとえば、お孫さんのお守りをして腰が痛くなったとかね、ははは（軽く笑いながら）、そういう場合もあるけど。まぁ、その～、<u>お年寄りっていうのは、要点を言うっていうのが苦手なんでね。こちらからできるだけうまく、その言いたいことを引き出してあげないといけないということなんですね。</u>
Q4：では、大学病院にいらしたときと今とでは、患者さんとの関係づくりで、どのような違いがありますか？
D4：う～ん（語尾を下げて、考え込むように）、まぁ、違いというのは、今はできるだけ患者さんと接する時間を長くとってあげるということ。<u>大学病院のときは、患者さんが喋りにくいっていう雰囲気になっちゃうんでね</u>、「話したいことをメモに書いてらっしゃい」と言うんだけれども、この診療所の場合は、そんなことしなくても十分に時間をとって、思い出しながら喋れるようにしてますね。

＊ Qが聞き手、Dが語り手を表し、それぞれの語りに番号をふり、Q5以降を省略しています。また、インタビュー時の様子を括弧内に表記し、以下の文中に出てくる部分には下線を引いています。

ながら聞き、イメージできない部分について質問し、詳細に語ってもらえるようにします。

(2) 語り手の話を受けて、適切な質問ができているか

表7-2のテクストの一部を見ると、中山さんからの質問はQ1、Q3、Q4の3つです。ゼミでは、Q4の質問が適切かについて以下のようなやりとりがありました。

> 中山：うまく質問できなかったと反省しているのですが、どこを直したらよいのかがわからなくて…。
>
> A：D医師はD3で、無口な患者さんやお年寄りの患者さんとの関わりについて話しています。普通なら、この後はそれぞれについて話を掘り下げたいところです。なのに、中山さんはQ4で別の話題に移り、大学病院と診療所の違いを尋ねてしまいました。私ならQ4で、「先ほどおっしゃっていた、無口な患者さんの場合、どうやって話を引き出しますか？ 詳しく教えてください」と頼むと思います。
>
> 中山：そうですね。初めてのインタビューだったので、とても緊張していて…。準備した質問項目をちゃんと聞こうということばかりにとらわれていたのかもしれません。

中山さんは、語り手が話した内容を踏まえず、準備した質問項目を漏らさずに聞くことに固執してしまいました。しかしそれでは、インタビューが一問一答のようになってしまい、相互作用のあるインタビューとはいえません。

(3) リサーチ・クエスチョンに沿って必要なデータを収集するための舵取りがうまくとれているか

リサーチ・クエスチョンからはずれている、一般論や総論的な話にすぎ

ない、同じ話の繰り返しになっているという場合には、聞き手がうまく舵を取り、軌道修正をしなくてはなりません。D医師は、事前にメモを準備するほど熱心な語り手でしたが、総論的な話ばかりを続けるため、中山さんが主導権をとり、軌道修正をおこなう必要がありました。どう舵を取ればよかったのかについて、他の参加者から次のような意見が出ました。

> B：D医師はD4で、大学病院と診療所での関係づくりの違いについて話し始めています。中山さんのリサーチ・クエスチョンから考えて、それぞれの状況について詳細な情報がほしいところです。私だったらD4の後に、「大学病院での喋りにくい雰囲気とはどういう意味ですか？」と話を掘り下げるような質問をします。そして、大学病院での話をひととおり聞き終わったあとで、「それでは次は、今の診療所について教えてください」というふうに、話の流れをコントロールすると思います。

　これは、リサーチ・クエスチョンに関連する話が出てきたときに、より詳細な情報を引き出すための舵取りといえます。大学病院と診療所それぞれに関する詳細な情報を得られると、このあと、分析をおこなう際に、プロパティとディメンションを豊富にあげることができ、現象の多様なプロセスをおさえることにつながります。逆に語り手が話す内容に聞き手がただ相槌を打っているだけのインタビューでは、分析をしてもプロパティとディメンションが不十分で、カテゴリー関連図を描けないかもしれません。
　このように舵取りについて確認していると、中山さんが「じつは、D医師が途切れることなく話し続けて、口を挟みづらかったです」と舵取りの難しさを話しました。これに対して、インタビュー経験が豊富な参加者からは、話の流れを止めてでも「ちょっと待ってください。先ほどこうおっしゃいましたが、どういう意味ですか？」と、しっかり確認した方がよいというアドバイスがありました。

(4) 聞き手より語り手が話した量の方が多いか

　中山さんの場合は、語り手の話した量が多くなっていますが、現実には聞き手ばかりが話しているインタビューもあります。今回のゼミでも、100歳を超えた高齢者や中学生にインタビューをおこなった院生は、語り手の話が続かず苦戦しました。このように、自ら進んで話すタイプではない語り手の場合にはどうするか、皆で話しあいました。その中で、「インタビュー前に雑談をしたり、一緒に遊んだりして、リラックスしてもらうのはどうか」、「質問の意図に対する理解力に不安があるなら、インタビューの目的や聞きたい内容について、より丁寧に説明する必要がある」という意見が出ました。

　一方で、聞き手の方が自分の考えを長々と話してしまう場合もあります。このようなインタビューは、語り手の話した量が少なくなるだけではなく、語られる内容を誘導してしまう危険性があることについて先生から説明がありました。

(5) 総論的な話ではなく、具体的な話を聞くことができているか

　(3)にも書いたとおり、D医師が語った内容は総論的で、D医師にしか話せないものではありません。このテクストを分析しても、新奇性のある結果を得るのは難しいと思われます。ゼミでは参加者たちが、具体的な話を引き出すためにおこなっている工夫を紹介してくれました。

> A：私はなるべく、最近の経験を話してもらいます。昔の話になると、どうしても記憶が曖昧になって、具体的な話ができないと思うので。
> B：特定の事例をあげて話してもらうのがよいと思います。中山さんの場合、患者さんの診察を観察した後にインタビューをおこなっているので、「先ほどの患者さんにはどんな働きかけをされましたか？」と聞くこともできたと思います。

中山：そうなんですけど、なかなかうまくいかなくて…。
C：私が気になったのは、D3で「時間をかけて聞いてあげられない場合」に、「うまくどっかで打ち切って」と話している部分です。この部分に、D医師の本音が含まれている気がします。「どういう場合だと、時間をかけて聞いてあげられないと判断しますか？」とか、「うまく打ち切るって、どういうふうにするんですか？」とか聞いてみたらよかったと思います。

　具体的な話をしてもらうための工夫として、最近の話題や特定の事例を語ってもらうことがまず挙がりました。その他に、語り手自身の思いや考えに関わる話題が出てきたら、実際にどういう場面なのか、どのように行動するのかなどを掘り下げて質問をするというアイデアも参加者から提案されました。このように、他の参加者がインタビュー時におこなっている工夫を共有できることは、ゼミを通してトレーニングを受けるメリットの1つといえます。

(6) リサーチ・クエスチョンに対応した答えが得られたか

　中山さんのリサーチ・クエスチョンは「患者との関係をつくるために、医師はどのような働きかけをしているか」でしたが、このテクストを通してのリサーチ・クエスチョンの答えについて確認しました。

戈木C：中山さんは、リサーチ・クエスチョンへの答えが得られたと思いますか？
中山：不十分ではありますが、得られたと思います。
戈木C：じゃあ、インタビュー前には、どんな答えをイメージしていましたか？
中山：インタビュー前には、医師が患者さんの本音を引き出すために、丁寧に話を聞くというのをイメージしていました…。あっ、インタビュー前にイメージしていたこと以上の話は聞けてないですね（笑）。

戈木C：残念だけどそうですね（笑）。予想を超えるようなデータを得るために、中山さんはどうしたらよかったと皆さんは思いますか？
C：やっぱり、D医師だからこそ話せるような話をもっと聞けたらよかったと思います。
戈木C：そのために、リサーチ・クエスチョンがもっと具体的に絞られているとよかったかもしれませんね。

　初めてのインタビューということもあり、中山さんはリサーチ・クエスチョンの焦点を絞ることができていません。くわえて、インタビュー中も、話を掘り下げるような質問を十分におこなうことができなかったため、一般的な話に終始し、具体的な話を聞くことができませんでした。その結果、インタビュー前に想像した範囲内の話しか聞くことができなかったようです。

(7) リサーチ・クエスチョンに含まれる言葉を、インタビューデータによって説明することができるか

　中山さんのリサーチ・クエスチョンの中の「（医師と）患者との関係」と「患者との関係をつくるための働きかけ」という言葉が、テクストによって説明できるかを確認しました。テクストを読み返してみると、「患者との関係をつくるための働きかけ」については、話しやすい雰囲気をつくるため、にこやかで優しい態度で接する（D1）や言いたいことを引き出す（D3）という工夫が語られていますが、Dさんが「医師と患者との関係」をどうとらえているのかは語られていません。
　中山さんは次回のインタビューの質問項目に「医師と患者の良い関係をどういうものだと考えているか？」という問いを追加することにしました。このように、リサーチ・クエスチョンとの対応からテクストを振り返ることで、次のインタビューに向けて質問項目の追加や修正をおこなうことができます。

(8) インタビュー前には想像できなかった内容が含まれているか

(6) で紹介したゼミでのやり取りにも出てきたように、中山さんは予想を越えるようなデータを得られませんでした。テクストの検討をすることで、中山さんはそのことに気づき、リサーチ・クエスチョンの修正について考えはじめました。

3. リサーチ・クエスチョンの再検討

質的研究のリサーチ・クエスチョンは、研究を進めていく中で必要があれば修正します。ゼミでも、リサーチ・クエスチョンの再検討をおこないました。

B：中山さんの場合、リサーチ・クエスチョンをもっと絞らないときついかなと思いました。「関係づくり」というのはすごく広いし、千差万別だと思うんです。たとえば、「無口な患者さんとの関係づくり」、「初診の患者さんとの関係づくり」というふうに対象を具体的にしないと、リッチなデータを得るのは難しいと思います。

中山：私もそう思いました。D 医師のテクストから、要点をかいつまんで話すことが苦手なお年寄りの患者さんに対して、医師はいろいろな工夫をしているのではないかと考えられるので、対象を高齢の患者さんに絞って、リサーチ・クエスチョンを「高齢の患者から診療に必要な情報を引き出すために、医師はどのような働きかけをしているか」にしたいと思います。

ゼミの中では、中山さんのリサーチ・クエスチョンは、絞り込みが不十分ではないかという指摘が出ました。また、リサーチ・クエスチョンを絞り込めていないために、漠然とした質問しかできず、具体的な話を聞けな

かったのではないかという意見もありました。ゼミでのやりとりを踏まえて、中山さんはリサーチ・クエスチョンを変更し、質問項目も修正して、次のインタビューは、高齢者が多く通院している診療所の医師におこなうことにしました。このように、得られた結果を踏まえて次のインタビューでの質問項目と対象者を設定していく作業を「理論的サンプリング」と呼びます。理論的サンプリングは、データ分析後だけでなく、データ収集後もおこないます。

4. 院生の学び

最後に、中山さんが書いたゼミ日記を紹介します。

> 今回初めてインタビューをおこない、インタビューの難しさを痛感した。インタビュー後は、漠然とうまくいかなかった印象だけが残り、うまくいかなかった原因が何なのかわからず、自分自身モヤモヤしていた。
> しかし、ゼミの中で8つの指標に沿ってテクストを振り返ってみると、もっとこうすべきだったということが明確になった。今回のように、テクストを評価することは大切だと知った。
> そして、インタビューのとき、語り手の話をよく聞き、話のどこを突っ込んで質問すればよいかを見極めなければならないこと、語り手の話したことに対してわかったつもりになって相槌を打つのはダメで、聞き手が話の流れをうまく舵取りをすることが大切だと学んだ。今回の学びを次のインタビューに活かしていければと思う。

インタビュー後、収集したデータをもとにして作成したテクストの評価をおこなうことは重要です。テクストを評価することによって、リサーチ・クエスチョンへの答えが収集できたかを確認することができます。そして、必要があればリサーチ・クエスチョンや質問項目を修正します。くわえて、次にどのような対象にどのような質問をすればよいのかを考え、理論的サンプリングにつなげることができます。

8章
映像を使った観察データ収集

安田恵美子

　観察法では、研究者が現場に身を置き、五感をフルに使って、そこで何が起こっているのかを観て、テクストを作成します（3章2節参照）。何をどのように観るのか、観たことをどのように記述するのか、すべてが研究者の技量に影響されるので、インタビュー以上に、技術を磨く必要があります。

　本章では、映像を使った観察法のトレーニングを紹介します。このトレーニングでは、映像データを観察し、現象の背景となる「地」をとらえることと、そこから何を「図」として浮かび上がらせるのか（何を中心に観察するのかという焦点を絞ったデータ収集、すなわちリサーチ・クエスチョンに基づいた観察）を学びます。

　まず、1. トレーニングに用いた映像データの概要を紹介します。その後、ゼミの流れに沿って、2.「地」をとらえる、3.「図」をとらえる、4. テクストの作成、5. データ収集後の理論的サンプリング、6. 院生の学び、の順で説明します。

1. トレーニングに用いた映像データの概要

　今回、使用した映像データは、2007年にアメリカで公開された映画『The Fall／落下の王国』（ワーナー）の冒頭部分です。1915年のアメリカの病院を舞台にしたこの物語には、映画の撮影中に怪我をして入院中のスタントマンと、腕を怪我して入院中の女の子が登場します。

　女の子が、病院の中庭を歩く大好きな看護師（エブリンさん）に手紙を

渡そうと2階のベランダから投げたところ、風で飛ばされてしまいます。それを取りに行こうと自分の病室がある2階から1階に下りたところ、主人公のスタントマンがその手紙を持っているのを見つける、という約2分半を切り取ったものです。

2.「地」をとらえる

「地」と「図」については3章2節にも説明がありますが、「地」をとらえるとは、現象の背景となるものをとらえることです。それには、場所および全体の構造、登場人物、時間の流れに沿った出来事の観察が必要になります。以下に、(1) 全体の状況をとらえる、(2) 見取り図を描く、(3) 時間の流れに沿って生じた出来事を大まかに書く、の順で説明します。

(1) 全体の状況をとらえる

「地」をとらえるための第一歩は、全体を観ることです。院生には、映像データの内容は知らされておらず、映像データを視聴するにあたり、次のような導入説明がありました。

> 戈木C：それではトレーニングを始めます。皆さんの研究テーマは「子どもの入院生活への適応」で、データ収集するために、1900年代のアメリカ、ロサンゼルスにある病院に来ています。まず映像を観て、「地」を把握します。全体的な状況を観察してみましょう。どんな人がいて、どんなものが、どのような位置にあって、どういう環境なのかを把握してみましょう。

この説明によって、院生は一昔前のアメリカ、ロサンゼルスの病院に初めて身を置いたつもりで、大型プロジェクターで映像を1度だけ視聴しました。その後、「何を観たか？」という問いかけがありました。そのとき

表 8-1　時代・場所・登場人物

時　代	1900 年代のはじめ
場　所	アメリカ、ロサンゼルス キリスト教のチャリテイ病院らしい、2F 小児病棟の大部屋
登場人物	5 歳の女の子、エブリンさんという看護師、他の看護師、修道女、掃除婦、同室の子どもと赤ちゃん、レントゲン技師、医師、老人、トラックでオレンジを運ぶ人夫、ベッドにいる男の人など

のやりとりを見てみましょう。

　　E：病気とか怪我とかいろいろな子どもが入院している病院なのだと思いました。大人の病棟も 1 階にあるみたいです。
　　A：十字架もあったし、エブリンさんは修道女なのかなぁと思いました。当時の看護師の姿とか知らないけど、映像から見た姿は、ぱっと見て修道女かなぁと。
　　戈木C：修道女の人と看護師とはキャップが違ったと思います。エブリンさんは看護師さんのようですね。
　　A：エブリンさんが修道女だと思い込んでしまったので、親がいない子どもたちなのかもしれないと思いました。
　　B：それは想像のしすぎかも（笑）。この映像でそこまでは言えないと思います。

　院生は十字架があったことや修道女、看護師がいたことには気づいていましたが、それを病院の特性に結びつけるまでには至っていませんでした。しかし、ゼミで討論するうちに、目にしたさまざまなことが場の理解へとつながっていきました。ここまでに、明らかになったことは表 8-1 のとおりです。
　引き続き、ゼミの様子を見てみましょう。

　　C：たくさんの子どもがいたけど、人との関係を求めているのかどうか疑

問に思いました。病気だからかもしれませんが、公園でよくみかける子どもたちの状況とすごく違っていました。
戈木C：確かに、子ども同士の交流がまったくなかったですね。
C：それと女の子がいた大きな部屋には、木馬とか子どもが遊べるような遊具がたくさんあったのに、遊んでいる子どもがいなかったのも不思議でした。
D：赤ちゃんのベッド以外は、どのベッドにもベッド柵がついていないのですごく危ないと思いました。子どもたちは皆それぞれに何かやっていたけど、女の子だけは他の子とは違う行動をしていました。それと女の子が、ベッドから動くときに、ほっぺを手でかくような仕草をしていたのが気になりました。

　ここまでのやりとりでは、看護学を専攻しているDさんが子どものベッドに注目しているのに対して、心理学を専攻してきたC君は、子どもたちの関係性に注目しています。皆で議論するうちに院生は、人それぞれものの観方や注目するところに違いがあることに気づいたようです。
　観察法では、研究者自身が道具となるので、自分の観方の傾向をよく知っておくことが大切ですが、それに気づくことはなかなか難しいものです。ゼミのように、同じ映像を複数の人で観て、意見を交換することは、自分の観方の傾向に気づき、自分という道具の精度を上げることにつながります。

(2) 見取り図を描く

　次に、女の子が入院している病室の環境をとらえるため、大まかな見取り図の作成にチャレンジしました。大型プロジェクターで1回目の視聴後、院生は、各自のPCで映像データを繰り返し視聴しながら、見取り図を書いていきました。映像データの視聴については、「トレーニングなので、何度観てもよいですが、スピードを変えないこと」という注意がありました。現実の世界では、スローモーションもコマ送りもありませんから、

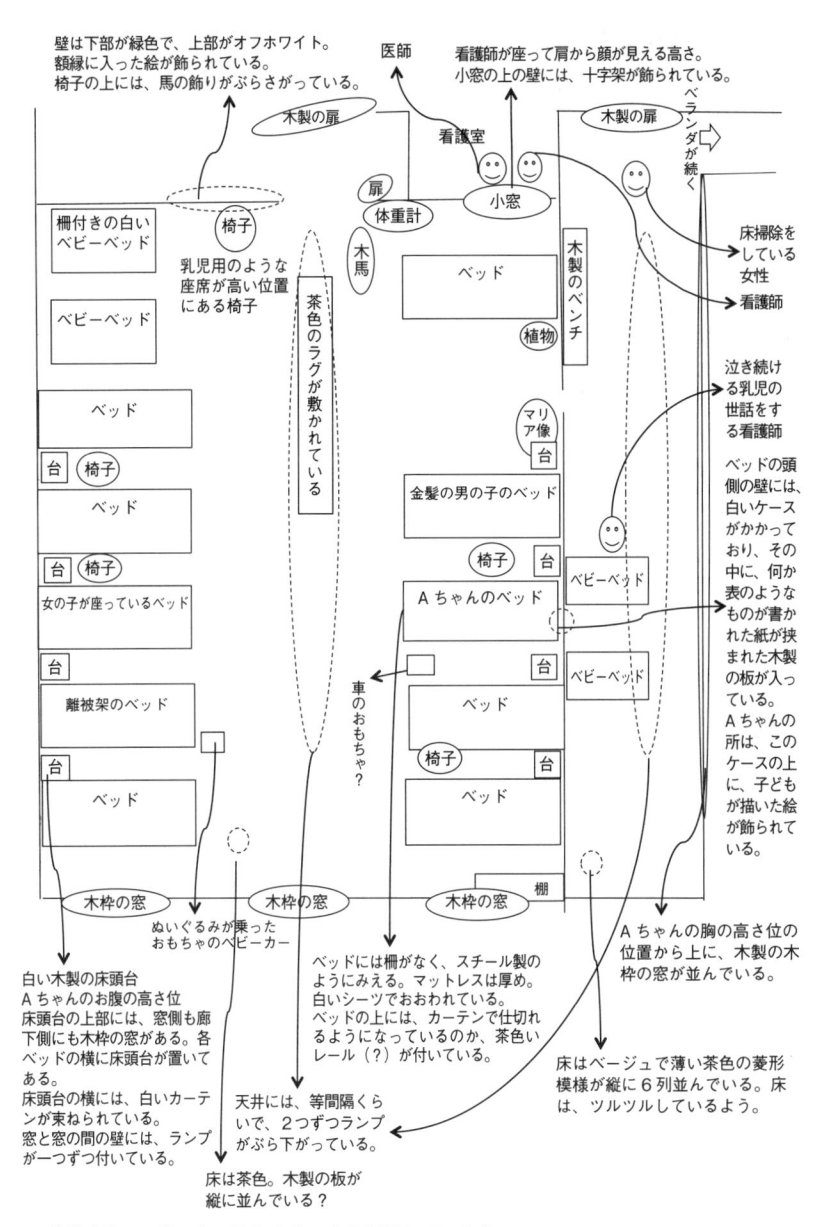

壁は下部が緑色で、上部がオフホワイト。
額縁に入った絵が飾られている。
椅子の上には、馬の飾りがぶらさがっている。

医師

看護師が座って肩から顔が見える高さ。
小窓の上の壁には、十字架が飾られている。

木製の扉

看護室

扉

体重計

小窓

木製の扉

ベランダが続く

木馬

ベッド

木製のベンチ

床掃除をしている女性
看護師

柵付きの白いベビーベッド

椅子

乳児用のような座席が高い位置にある椅子

ベビーベッド

茶色のラグが敷かれている

植物

泣き続ける乳児の世話をする看護師

ベッド

台 椅子

ベッド

マリア像
台

金髪の男の子のベッド

ベッドの頭側の壁には、白いケースがかかっており、その中に、何か表のようなものが書かれた紙が挟まれた木製の板が入っている。
Aちゃんの所は、このケースの上に、子どもが描いた絵が飾られている。

台 椅子

女の子が座っているベッド

椅子 台

Aちゃんのベッド

ベビーベッド

台

離被架のベッド

車のおもちゃ？

台

ベッド

ベッド

椅子 台

ベッド

ベビーベッド

棚

木枠の窓

木枠の窓

木枠の窓

白い木製の床頭台
Aちゃんのお腹の高さ位
床頭台の上部には、窓側も廊下側にも木枠の窓がある。各ベッドの横に床頭台が置いてある。
床頭台の横には、白いカーテンが束ねられている。
窓と窓の間の壁には、ランプが一つずつ付いている。

ぬいぐるみが乗ったおもちゃのベビーカー

ベッドには柵がなく、スチール製のようにみえる。マットレスは厚め。
白いシーツでおおわれている。
ベッドの上には、カーテンで仕切れるようになっているのか、茶色いレール（？）が付いている。

天井には、等間隔くらいで、2つずつランプがぶら下がっている。

床は茶色。木製の板が縦に並んでいる？

Aちゃんの胸の高さ位の位置から上に、木製の木枠の窓が並んでいる。

床はベージュで薄い茶色の菱形模様が縦に6列並んでいる。床は、ツルツルしているよう。

＊ 登場人物の5歳の女の子をAちゃんと記述しています。

図8-1　教材として準備した見取り図（病室・ベランダの見取り図）

"スピードを変えずに見ること"ということは、映像という仮想空間にリアリティを与えました。

　院生の作業中、チューターは巡回しながら、「木馬はどこにあった？」、「赤ちゃんのベッドはどこにあった？」というように状況をとらえるための声かけをしました。これによって、病室にあった木馬や体重計の位置、医師と看護師がいた看護室の位置や窓など、見取り図を作成する上で、ポイントとなる箇所があることを院生は学んでいきました。しかし、病室と廊下とのつながりをとらえるのは難しかったようです。

　チューターが作成した見取り図が図8-1です。病室と廊下とのつながりをとらえることができなかった院生や、ベランダを"廊下"と勘違いした院生、赤ちゃんが寝ていたベッドがどこにあったかを見落としていた院生らは、図8-1と見比べながら、トレーニングの重要性を再認識したようです。

　映像を使った観察は、場の状況を把握できるまで、何度でも繰り返し観ることができる点が優れています。しかし、その反面、映像データは2次元で描写されていることや、カメラワークによって映る箇所が限られ、全体の状況を描写するのが難しいことが欠点です。特に、物の位置関係やつながりなど立体的にとらえる必要がある部分は、光のあたり具合や子どもの動きなどを手掛かりにして作成してもわかりにくい部分がありました。映像データで収集されたものだけに頼るのではなく、実際に現場で観察することも大切です。（ビデオカメラの映像によるデータ収集については、10章と12章でも取り上げています。）

(3) 時間の流れに沿って生じた出来事を書く

　環境をとらえることができたら、次に、登場人物がどの位置にいて、どのような動きをしていたのかを時間軸に沿って、大まかな流れをとらえていきます。院生がとらえた時間の流れを表8-2にあげました。院生は女の子の動きを中心に、時間の流れに沿って出来事をつかんでいたようです。

表 8-2　時間軸に沿った流れ（女の子の動き）

- 病室で手紙を書く
- 周囲の様子を眺めてつまらなそうな様子（周囲のどの子どももひとり遊びをしている）
- ベランダに出て大好きな看護師（エプリン）を呼ぶ
- 手紙を投げる
- 出口から廊下に出る
- レントゲン技師と出会い、こわばった表情をする
- 外に出ておじいさんを見る
- 窓越しに自分の投げた手紙を持ったお兄さんを見る

3.「図」をとらえる

　さて、ここまで全体的な見取り図と時間の流れに沿った大まかな出来事をおさえ「地」を把握しました。次は、「図」をとらえるための、(1) リサーチ・クエスチョンの設定、(2) リサーチ・クエスチョンに基づいた観察、について順に説明します。

(1) リサーチ・クエスチョンの設定

　「地」をとらえた後は、そこに自分の関心のある現象を「図」として浮かび上がらせていきます。とらえようとするものが何かを明確にするためにはテーマをもとにリサーチ・クエスチョンを設定することが必要です。リサーチ・クエスチョンを設定しないで観察をおこなうと、広く浅い観察になってしまい、データの量は多くなってもリッチなデータとはなりません。リサーチ・クエスチョンの設定前後のテクストの違いについては、「4. テクストの作成」の項でも触れていますので、参照してください。
　今回は、テーマが「入院生活への適応」なので、映像データには、"適応"にまつわるどのような現象が隠れているのか、その現象をとらえるた

めのリサーチ・クエスチョンはどのようなものがよいかを考えました。適切なリサーチ・クエスチョンを導くまでの様子を見てみましょう。

戈木C：皆さんは、「子どもの入院生活への適応」というテーマをもって、この病院に入ったわけですが、映像を観ながらどんなリサーチ・クエスチョンを思いつきましたか？

C：「女の子の入院している病棟では、他の子どもとの関係はどうなっているか」

F：「5歳の女の子にとって入院生活はどのようなものか」あるいは、「病院の環境は、女の子にどのように見えているのか」

戈木C：もうちょっと絞り込みましょうか。女の子は、何のために、何をしていたでしょうか？

D：手紙を落としてしまったので、それを探しに病室外に出ようとしていた。「子どもはどんなときに、病室を出ようとするのか」というリサーチ・クエスチョンはどうでしょう？

G：「好きな大人（看護師）と他の大人との子どもの関わりの違いは何か」

A：「子どもはルールをどのくらい理解しているだろうか」

戈木C：女の子は部屋を出て行くときに何度も振り返っていましたね。部屋を出て行ってはいけないということがわかっているから、そうしたのではないでしょうか。もし、部屋を出ようとする女の子に、「ダメ」という人がいたらどうなったでしょうか？

D：部屋にいた看護師は、女の子には関心がないように見えました。もし怖そうな人が監視していたら、女の子は外に出て行かなかったのではないかと思います。

戈木C：いい点に気づきましたね！　病室外に出たいときに、子どもはそれを妨害される可能性があるかどうかを確認するでしょうね。「ルール違反とわかっている行動をとるときに、子どもは周囲からの妨害をどう回避するのか？」というリサーチ・クエスチョンはどうでしょうか。

観察法ではリサーチ・クエスチョンをもとにして観察対象にする現象を決め、さらに、それに合わせて観察の始まりと終わりを決めます。ゼミで

は、これまでのやりとりから、「子どもが病室を出るというルール違反を犯すとき、周囲からの妨害をどう回避しようとするのか」というリサーチ・クエスチョンにたどりつきました。

(2) リサーチ・クエスチョンに基づいた観察

「地」をとらえる段階では、何を中心に観察するのか、まだ焦点が定まっていませんでしたが、リサーチ・クエスチョンが確定したら、そこに焦点を定めて観察をします。院生は、「子どもが病室を出るというルール違反を犯すとき、周囲からの妨害をどう回避しようとするのか」というリサーチ・クエスチョンに沿って女の子の動きに注目し、図8-1の見取り図に女の子の移動経路、どこで誰に遭遇し、どう判断し、どう対応したかを書き込みました。それをもとに観察した女の子の行動について意見を出し合いました。その中で、ある院生から「解釈の仕方が人によってさまざまでは、データに偏りが出るのではないか」という疑問が出ました。そのときのやりとりを見てみましょう。

D：私は、ベッドから移動するときに女の子が顔をポリポリ掻いたことが気になりました。ポリポリ掻いているのは、言い訳のポーズのようにも見えたし、ベランダへも出てはいけないと思って、そんな仕草をしたのではないでしょうか。

戈木C：どうしてそう思うんですか？

D：ベランダに出て、小さい声で「エブリンさん」と呼んだように感じたからです。そのとき、エブリンさんの隣には年配の修道女がいたのですが、エブリンさんにもその人にも怒られなかったから、ベランダに出ても"大丈夫"と思って、その後に大きな声で呼んだり、手紙を投げたりしたのではないかと思いました。

A：僕は、女の子は何の迷いもなくベランダに出て行ったと思っていたので、顔を掻くとか、声が小さかったということには、気づかなかった。今みたいに、解釈の仕方は人によってさまざまなのですが、そういう

　　　　場合どうすればいいですか？
　　　戈木C：いい質問ですね。自分の解釈が正しいかどうかを、どうやって確認したらいいでしょうか？
　　　B：映像があればもう一度見る。見てもはっきりしなかったら、女の子の迷いのもとになる可能性が高い病院のルールがどうなっているのかを聞いてみます。
　　　戈木C：誰に？
　　　B：大人かな。子どもは小さいために答えられないと思うので、看護師さんが良いと思います。
　　　D：看護師の中でもエブリンさんと特に親しいみたいなので、エブリンさんだけが持っている情報とかもある可能性があるので、エブリンさんに尋ねるのはどうでしょうか？

　このように、女の子の行動の解釈をできるだけ正確なものとするためには、周囲の大人、特にこの映像データの場合、エブリンさんや他の看護師に尋ねてみるという意見が出されました。これについては、「観察したデータの解釈が正しいのかどうかや、不足部分はインタビューで補うとよい」と説明があり、討論を通じて正確な解釈には、インタビューが必要であることを学びました。
　ここまでのどの討論場面でもいえることですが、ゼミでは院生が疑問をそのままにせず、全員で議論できることが、大切なようです。院生は、自分の考えを言語化して発言することで自分の疑問点や考えをまとめ、他者の意見を聞くことで観方に多様性があることを学びます。そして、院生自身が何かしらのフィードバックをもらい、手ごたえを感じたり、納得したりすることを繰り返すことで、テクニックを身につけています。

4．テキストの作成

　ここまで進んだら、次は観察内容に沿って、テクストを作成します。ゼ

ミでは、リサーチ・クエスチョン設定前と後のテクストの比較を通して、リサーチ・クエスチョンに対応したテクストの作成を具体的に学びました。以下に、リサーチ・クエスチョン設定前・後のテクスト作成の過程を説明します。

(1) リサーチ・クエスチョン設定前のテクスト

表8-3のテクストは、ゼミの教材としてリサーチ・クエスチョンを設定する以前に作成したものの一部です。「病院での生活」というテーマはありましたが、リサーチ・クエスチョンがないので、何を観ればいいのか戸惑い、初めてフィールドワークに出たときの不安に似た気持ちで、作業に取り掛かりました。2人の研究者で別々に映像を何度も見直し、見落としがないように推敲を重ねて仕上げたテクストは、かなり細かく記述され量も多くなっています。

しかし、記述された量が多いからといって、それがリッチなデータであるとは限りません。リッチなデータとは、リサーチ・クエスチョンに関連したデータが十分含まれており、かつ、プロパティ、ディメンションが豊富に含まれていることを指します。したがって、表8-3のテクストをリサーチ・クエスチョンに対応したものにするには、記述の工夫が必要です。

(2) リサーチ・クエスチョン設定後のテクスト

ゼミでは、「子どもが病室を出るというルール違反を犯すとき、周囲からの妨害をどう回避しようとするのか」というリサーチ・クエスチョンのもと、再度観察をおこないテクストを作成し直しました。その一部が表8-4です。左端の番号は切片番号です。左側・右側どちらも映像データの同じ場面を記述したものですが、リサーチ・クエスチョン設定の前後でデータの表現が異なっていることがわかります。

以下では、リサーチ・クエスチョン設定後のテクストの作成について、(a) テクストに何を書き、どのように表現するのか、(b) 観察者の解釈を

表 8-3 リサーチ・クエスチョン設定前のテクスト（一部）

時間	データ　　　＊主観的な表現の根拠となるデータは、｜　｜内に書く。
0:20	女の子がベッドの右端の中央より頭側に、端座位で座り、茶色の木製の箱のような物を左手でつかんでいる。顔は、斜め右下を向き、床頭台の上のクレヨンを見ている。右手を床頭台に乗せて、人差し指と親指で薄茶色のクレヨンをつかみ、床頭台のベッド側の淵に置く。その時、淵とクレヨンがぶつかる「カチャ」という音がする。女の子は唇を軽く結び、表情の変化はない。
0:23	女の子は視線をあげて、遠くをじっと見ながら、右手で、薄茶色のクレヨンがあった場所より少し遠くにあった緑色のクレヨンを親指と人差し指でつかみ、さきほど薄茶色のクレヨンがあった場所のあたりに置き、前後にコロコロと動かす。右手の奥には濃い茶色のクレヨンが一本床頭台に乗っている。 遠くでは、乳児の泣き声が先ほどよりも大きくなる。 　　　　（途中　省略）
1:12	女の子が右前腕と左手を窓の桟に乗せ、窓に向かって少し体を斜めにした状態で下を見て、眉毛を一瞬潜めながら、「Ms エブリン」と小さめの独り言のような声で言う。 すぐに女の子が「Ms エブリン！」と先ほどより大きめの声で下を歩いているエブリンさんに聞こえるように言うと、Bさんの3歩ほど後ろを、両手をヘソの前くらいで組んで歩いていたエブリンさんが首を持ち上げ、病院の2階の窓を見上げるように顔をあげながら、歩いている。同時に、Bさんも左上を見上げる。
1:16	女の子が、右手の人差し指と中指の間に折りたたんだ紙（切り紙をしたもの？）をはさみ、右肘を窓の桟にのせ、肘をついたような姿勢で右手をあげて、女の子の左側にある窓に、左のおでこを近づけるように、下を見ながら、「I have a message for you（語尾のトーンを下げて）, in English（「I have a message for you」よりもやや大きめの声で、語尾のトーンをあげて）」と言う。表情は、両ほほを軽く持ち上げ、ほほえんでいるにみえる。
1:19	エブリンさんとBさんは立ち止まり、女の子を見上げている。 エブリンさんは、女の子が「in English!」と言うと、両方の口角を持ち上げて、白い上の前歯が見えるくらい口を開けて、笑顔になる。左手の薬指を右手で触るようにして、手をヘソの前あたりに置いている。 Bさんは、険しい表情｜眉間にしわを寄せ、口をへの字に結んでいる｜で、左手の親指以外の4つの指を右手の親指以外の4つの指で覆うように、しっかりと組んでいる。
1:20	女の子が、右手を斜め上にさっと伸ばして、右手の指で挟んでいた紙を右斜め前に向かって投げる。 遠くでは、赤ちゃんの泣き声とエンジン音が聞こえている。
1:23	紙は一度女の子の頭より高い位置に舞い上がり、回転しながらヒラヒラと下に落ちる。エブリンさんの所には、届かず、エブリンさんの前にあるオレンジを積んだ箱の向こう側（病院側）に落ちる。
1:25	Bさんは、険しい表情で、顔を左に向けて自分の左横にいるエブリンさんを見た後、顔を真正面に戻し、視線を上にあげて、女の子をチラッと見ると、すぐに体を少し前傾にして、急ぐように右斜め前に向かって歩き始める。両手は先ほどと同じように組んだままである。 エブリンさんは、先ほどの笑顔が消えて｜口角が下がり、口を少し開けたまま、見開いていた両目を若干閉じ｜、右足、左足と重心を交互に動かして、その場で左右に足踏みするようにして、手紙が落ちた先（オレンジの箱の向こう側）を見る。

	両手は先ほどと同じように、左手の薬指を右手で触るようにして、手をヘソの前あたりに置いている。
1:26	女の子は、右手を丸めて窓の桟に置き、左手は手首を曲げた状態で窓の縁にくっつけて、頭を右側に動かして、少し背伸びをして下をのぞき込む。笑顔が消えて、眉間にしわを寄せて、口を閉じた状態になる。
	エブリンさんは、顔を右に向けて、歩き出したBさんをチラッと見てから、顔を上にあげて、女の子の方を見る。先ほどよりは、軟らかい表情 |口角をあげて口をあけ、目が先ほどよりも開いた状態| となり、言葉は発せずに、口を「あいあい」というようにはっきりと動かしながら、組んでいた手をはずして人差し指を出した状態で、両手を両ほほの横にあげて、3～4回ほどクルクルと円を描くように動かしてから、左指で前方を指さす。|女の子に何かを伝えている様子|
	エブリンさんは左指で前方を指さしたらすぐに、両手を胸の前で組むようにして、笑顔 |両方の口角をあげて、上の白い歯が見えるほど口を開けて、両眉をやや上に上げて目を少し見開いている| で、顔を上にあげて、右前方に2歩ほど歩く。
1:30	女の子は、右手を丸めて窓の桟に置いたまま、少し背伸びをして、眉間にしわを寄せて、口を指が一本入るくらいにへの字に開けて、首を一瞬すくめた後 |何？と聞いているようにみえる|、不満そうな表情 |口をとがらせるように閉じて、目が半分くらい閉じたようになる| となり、背伸びをやめる。
	「う～ん」とかすかに声が聞こえる。
	女の子は、口をへの字に曲げて、目を半分閉じたような不満そうな表情のままで、瞬きを3度ほど早くした後、目を伏せて、首を曲げて下を向く。
1:37	女の子は、左手に木箱を持ったまま、自分の病室の木馬の近くに立っている。下唇をかみ、病室の隣室にある看護室の小窓からみえる医師と看護師を約5秒ほど見ており、途中一度キュッと力を入れて下唇を噛む。
	病室の隣室にある看護室には、医師と看護師がおり、看護師の右横に白衣を着た医師が立っている。
	医師の白衣のボタンはとまっており、首には聴診器がぶら下がっている。左手で机の上にある書類をめくりながら、隣にいる看護師に話しかけている。
	看護師は、医師と同じように机の上にある書類を見ており、医師の顔をみることはない。
	病室には、乳児の泣き声が響いている。
1:45	女の子は、突然、1秒かからないくらいで右から後ろの方向へ上体を勢いよく45度ほど回して振り返り、1～2秒間後方を注視する。下唇を噛んだままである。
1:49	女の子は、1秒かからない速さでさっと首を正面に戻すと、同じ場所に立ったまま、再び1秒ほど、首も体も動かさずにじっと看護室の小窓のほうを、医師と看護師が書類から目を離さず話をする様子をみている。その後、女の子は、左手に木箱を持ったまま、右手の4本の指を口にくわえて下を向き、左足から一歩踏み出し、大股でふらつくことなく、1歩に1秒ずつかけてゆっくりと歩く。3歩目には人差し指だけをくわえているが、6歩目になると、さらに3、4、5指もくわえる。7歩目くらいで病室を出て、廊下との間の小さな準備室に入る。歩き始めは視線を下方に60度くらい落とし、うつむき加減の姿勢をとり、人差し指をくわえた3歩目以降は、顔を徐々に上げるものの、目は伏し目がちで、口角は水平のまま、眉間にしわが寄っている。足音を響かせており、普通の歩き方である。

＊登場人物のうち5歳の女の子を「女の子」と表現しています。

表8-4　リサーチ・クエスチョン設定前・後のテクスト

	リサーチ・クエスチョン設定前のテクスト	リサーチ・クエスチョン設定後のテクスト
1	女の子は、左手に木箱を持ったまま、自分の病室の木馬の近くに立っている。下唇をかみ、病室の隣室にある看護室の小窓からみえる医師と看護師を約5秒ほど見ており、途中一度キュッと力を入れて下唇を噛む。	女の子は、左手に木箱を持ったまま、自分の病室の木馬の近くで、看護室の隣の出口の方に向かって立ち、下唇を噛みながら、病室の隣室にある看護室の小窓からみえる医師と看護師を5秒ほど、視線を動かさずにじっと見ている。それに加えて、一度キュッと力を入れて下唇を噛んだ仕草から、何かを決心したようである。
2	病室の隣室にある看護室には、医師と看護師がおり、看護師の右横に白衣を着た医師が立っている。医師の白衣のボタンはとまっており、首には聴診器がぶら下がっている。左手で机の上にある書類をめくりながら、隣にいる看護師に話しかけている。看護師は、医師と同じように机の上にある書類を見ており、医師の顔を見ることはない。病室には乳児の泣き声が響いている。	看護室では、医師が、座っている看護師の右隣に立ち、机の上にある書類を次々に見せながら、早口で指示を出しており、看護師は書類から目を離さず医師の指示を聞いている。その間、病室には乳児の泣き声が響いているが、2人とも病室を見ることはない。
3	女の子は、突然、1秒かからないくらいで右から後ろの方向へ上体を勢いよく45度ほど回して振り返り、1〜2秒間後方を注視する。下唇を噛んだままである。	女の子は突然、1秒かからないくらいの速さで右から後ろの方向へ上体を勢いよく45度ほど回して振り返り、1〜2秒間後方を注視する。下唇を噛んだまま、きゅっと口をすぼめ、笑みはなく真剣な表情で、視線を動かさずに何かを確認しているようである。

どのように入れるか、という順に説明します。

(a) テクストに何を書き、どのように表現するのか

表8-4の切片2を見てください。左側では、医師の白衣の着方や聴診器を首からぶら下げていることが記載されていますが、右側ではその記述は

ありません。今回のリサーチ・クエスチョンから考えると、医師が白衣をどのように着ているか、聴診器をどこに持っているかは、女の子がルール違反をするときの作戦に影響するとは考えにくく、重要なデータとは考えられなかったために省略されています。

　このように、あらかじめ設定したリサーチ・クエスチョンに関連するデータは何なのかということを念頭におき、リサーチ・クエスチョンに関連する登場人物の言動に注目しながらデータを収集することで、観察の焦点が定められ、必要な情報が盛り込まれたテクストを作成することができます。

　また、リサーチ・クエスチョンが「子どもが病室を出るというルール違反を犯すとき、周囲からの妨害をどう回避しようとするのか」ですから、データには女の子と周囲との相互作用が表現されていることが大切です。たとえば、テクスト切片2の左側「病室の隣室にある看護室には、医師と看護師がおり、看護師の右横に白衣を着た医師が立っている。医師の白衣のボタンはとまっており、首には聴診器がぶら下がっている。左手で机の上にある書類をめくりながら、隣にいる看護師に話しかけている。看護師は、医師と同じように机の上にある書類を見ており、医師の顔を見ることはない。」の表現では、医師や看護師の行動が女の子とどのように関係しているのかがわかりません。切片2の右側のテクストにも女の子は登場していませんが、「2人とも病室を見ることはない。」と書くことで、医師や看護師が女の子に気づく可能性が低いことが表現されています。

　さらに、切片2の左側には、「病室には乳児の泣き声が響いている」というように、乳児が泣いている事実のみが記載されており、乳児の泣き声が響いていることが女の子やその周囲にどのような影響をもたらしているのかについては何も記述されていません。「乳児の泣き声が響いている」ことが何を示しているのか、ゼミでのやりとりを見てみましょう。

　　C：「病室には乳児の泣き声が響いている」っていうデータを見て、僕はそれが異常な状態だと思いましたが、「病室には乳児の泣き声が響いている」なんて、異常な状態ではないのでしょうか？

D：私は、赤ちゃんが泣くのは普通かな…と思ったので、異常な状態とは思いませんでした。
　　戈木C：大切な点ですね。この映像の他の場面の状況から、乳児の泣き声が響いていることが異常な状態だとは思えませんが、乳児が泣いていることに対する医師や看護師の無関心さはテキストに入れた方がよさそうです。この人たちは、乳児以外の子どもたちのことも気にかけていませんから、患者に関心がないと言えそうです。

　このやりとりのように、映像データには乳児が泣いていることが異常かどうかを判断するための根拠がないので、「病室には乳児の泣き声が響いているが、2人とも病室を見ることはない。」と表現して、医師も看護師も乳児が泣いていることに興味を示していない様子をテキストに入れることにしました。乳児が泣いているという行為が周囲にどう影響するのかという相互作用を意識することで、「病室には乳児の泣き声が響いている」というデータがリサーチ・クエスチョンから考えて、意味をもったデータになります。

(b)　観察者の解釈をどのようにテキストに入れるか
　リサーチ・クエスチョン設定前のテキストは、女の子や医師、看護師の行動について詳細に書かれており、見たり聞いたりしたことが客観的に表現されています。しかし、そこに書かれた行動や反応がどのような意味をもっているのかがこの記述ではわかりません。たとえば、表8-4のリサーチ・クエスチョン設定前のテキストの切片1には、「途中一度キュッと力を入れて下唇を噛む」、切片3には、「下唇を噛んだままである」とありますが、下唇を噛むことが何を意味しているのかが書かれていません。下唇を噛むという1つの行為の意味を考えてみると、緊張していたり、何かを我慢していたり、悔しかったり、泣くのをこらえていたり、ただ単に下唇に違和感を覚えていたり、などのさまざまな可能性が考えられます。今回のリサーチ・クエスチョンを踏まえると、女の子が下唇を噛むという行為でどのような感情を表しているのかを、観察者が解釈して記述する必要が

あります。

　ただし、観察者の解釈をテクストにする際には注意が必要です。観察者が意図していなくても、自分に都合がよいように解釈をしてテクストにしてしまうという危険が潜んでいるからです。そのような危険を回避するためには、観察者の解釈であることがわかるように記述し、そう解釈した根拠を示しておかなければなりません。たとえば、切片3で、「何かを確認しているよう」と解釈した理由として、「笑みはなく真剣な表情で、視線を動かさずに」という情報を追加しておくと、解釈した根拠が明確になり、根拠のない観察者の勝手な解釈を避けることができます。

　このように、観察者の解釈を加えることで、女の子の感情が推測だけではなく、表8-4左側の切片1と切片3で、同じ「下唇を噛む」という表現でも、異なった状態を表していることも明確になり、女の子の行動が意味することがより理解しやすくなりました。

5. データ収集後の理論的サンプリング

　理論的サンプリングは、分析の段階でおこなわれるものと思われがちですが、データ収集の段階でもおこなう作業です。院生は、以下のような問いかけから討論を通して、データ収集後の**理論的サンプリング**を具体的に学びました。

　　戈木C：短い映像でしたが、子どもがどんな人とどのように関わっているのか、子どもがルール違反として認識していること、具体的には、手紙を探しに部屋を出て行くというタブーを犯そうとするときに何をするのかがあらわれていましたね。
　　　　　さて、このように状況を把握したら、次にどんな状況を観察したらよいかを考えます。つまり、理論的サンプリングです。まったく同じ状況は起こらないわけですが、少し抽象度を上げて概念レベルで考えてみてください。皆さんだったら、どのような場面を観たいですか？

D：私だったら消灯時間に抜け出す女の子を見たい。

戈木C：ルールを犯すという視点から、消灯時間にルールを守らない状況ですね。もしかしたら、こっそり逃げ出すかもしれないし、大騒ぎをして抜け出そうとするかもしれないし…おもしろい場面が観察できそうですね。他には？

　　　B：ルール違反だけではなくて、ルールを守るときの行動も観察してはどうでしょうか？　たとえば、子どもが大人の指示に従うような行動とか。

戈木C：なるほど、反対の状況ですね。ただ、大人の指示に従う場面は、普通の状況である場合が多いので、あまり特徴がある行動を観ることができないかもしれません。悪いことをするからこそ、いろいろなことをたくらんで行動するわけですから。

　　　F：病状が似ている場合は、想像できますが、まったく病状の違う子どもでもよいのでしょうか？

戈木C：むしろ、病状がまったく異なる方がおもしろいかもしれません。たとえば、重症の子どもとそうでない子どもでは、子どもの状況だけでなく病棟のルール自体が違ってきます。そうすると、同じことをしてもルール破りになったりならなかったりしますよね。

　　　　　ここまでの意見は、子どものことだけに注目したものでしたが、家族がいるときといないときのルールの破り方も違うかもしれない、施設や病棟が異なれば判断が全く違うかもしれないですね。ともかく、いろいろな理論的サンプリングを考えておくと、期待するような状況に出会えると思います。そうすれば、プロパティ・ディメンションをはやく増やしていくことができると思います。

　このように、次のデータ収集をおこなう場については、少し抽象度を変え、サンプリングする場面を考えます。今回であれば、子どもがルール違反だと認識し、タブーを犯す場面をできるだけ多く考え、データ収集に活かすことが重要です。

6. 院生の学び

このゼミを通して、院生にはどのような学びがあったのでしょうか？院生の中には、A4 レポート 2 枚にわたって詳細に学びをレポートしていた人もいました。以下に、ゼミ日誌の一部を紹介します。

>　映像を使った観察のトレーニングでは、見取り図で「地」を把握することの大切さを学びました。部屋の構造などは文字で書くととても時間がかかるし、あとから見てもわかりにくいので、見取り図を書き、その中にいろいろとメモをしていくと自分でも思い出しやすく、わかりやすいと学びました。
>　また、観察する際に、観察者の気持ちと観察される人の気持ちとの両方を持っていると、さまざまな想像力も働き、リサーチ・クエスチョンを考えるポイントも増えると思いました。
>　さらに、討議を通して、参加者の考えが聞けてとても勉強になりました。ゼミの間にも、自分も周囲の人たちもどんどん変化していき、学びと成長につながると改めて思いました。自分だけで考えていると、常に間違える可能性が高いので、討論できる仲間は大切だと思いました。（D さん）

>　今回のゼミでは、2 分間という短い時間ではあったものの、実際に観察に取り組んでみてその難しさを実感した。たった 2 分間の映像でも、何度も再生を繰り返して観察することが必要だったが、いざ周囲の院生と共有すると自分ひとりでは気づくことのできていない部分もあった。実際のフィールドでは、1 回の観察でデータを収集しなければならない。また、実際に観るのと映像を観るのとでは印象が変わってしまうこともあり得ると思う。しかるべきタイミングで、しかるべき情報を収集するために必要な目を養うこと、つまりは自分という道具を磨くということの大切さを改めて感じさせられた。（A 君）

観察法は、インタビュー法以上に、収集するデータが研究者の技量に影響されます。院生は、初めて観察法にチャレンジし、その難しさを実感したと同時に、自分という道具を洗練していくことの大切さと皆で議論することがその一助になることを学びました。よりよいデータ収集のためには、映像を使ったトレーニング以外にも、日常生活の何気ない場面を観察しテクストを作成してみることなどを通して、多くの経験を積んでいくことが大切です。

9章
映像から収集したテクストの分析

岩田洋子

　本章では、映像から収集した観察テクストの分析について、1. ゼミの概要、2. テクストの分析、3. 院生の学び、の順に紹介します。

1. ゼミの概要

　今回のゼミでは、映像を使って収集したテクストを使用して、観察テクストを分析する方法を学びました。8章で紹介したように、前の回のゼミでは、「子どもが病室を出るというルール違反を犯すとき、周囲からの妨害をどう回避しようとするのか」というリサーチ・クエスチョンが導き出されました。このリサーチ・クエスチョンに基づいて、表8-4（p.100）を作り替えた観察テクストが表9-1です。
　参加者は、あらかじめ配布された表9-1を各グループで分析してから、ゼミに参加しました。そして、ゼミでは、分析を担当したあるグループの分析結果をもとに意見交換をしながら、観察テクストの分析について学びました。

2. テクストの分析

　ここからは、表9-1の「リサーチ・クエスチョンに基づいて作成した観察テクスト」を使って、(1) ラベル名の付け方について、ゼミでのやりとりを紹介しながら説明します。その後、カテゴリー関連図を使って、(2)

表 9-1 リサーチ・クエスチョンに基づいて作成した観察テクスト

	切片化したテクスト	プロパティ	ディメンション	ラベル
1	女の子は、左手に木箱を持ったまま、自分の病室の木馬の近くで、病室の出口の隣の看護室の方に向かって立ち、下唇を噛みながら、病室の隣にある看護室の小窓からみえる医師と看護師を5秒ほど、視線を動かさずにじっと見ている。それに加えて、一度キュッと力を入れて下唇を噛んだ仕草から、何かを決心したようである。	行動の主体 持っている物 持っている手の左右 持っている手の時間 立っている位置 移動の有無 向いている方向 表情 下唇を噛む時間 下唇を噛む度合い 注視する度合い 注視する対象 注視する時間 視線の動き 医師と看護師がいる場所 子どもと医師／看護師までの距離 「それに加えて」が意味するもの 推測される女の子の様子 推測される決心の度合い 「決心したこと」と推測した根拠 決心した内容	女の子 木箱 左手 長い［持ったまま］ 自分の病室の木馬の近く なし 看護室の隣の出口の方 下唇を噛む 長い［～ながら］ 中～一度強い［一度キュッと力を入れる］ 高い［視線を動かさずにじっと］ 医師と看護師 5秒ほど なし 病室の隣にある看護室の小窓付近 遠い、10m程［見取り図より］ 見ている上に決心が加わることの表れ 何かを決心した様子 高い 一度キュッと力を入れて下唇を噛む仕草 （室外に出ること？）	（室外に出る）決心

108

病室の様子を見ていない医師と看護師

2	看護室では、医師が、座っている看護師の右隣に立ち、机の上にある書類を次々に見せながら、早口で指示を出しており、看護師は書類から目を離さず医師の指示を聞いている。その間、病室には乳児の泣き声が響いているが、2人とも病室を見ることはない。	医師と看護師がいる場所	看護室
		医師の姿勢	座っている
		看護師の姿勢	立っている
		医師が立っている位置	座っている看護師の右隣
		医師の行動	机の上にある書類を見せながら書類を次々に見せながら、早口で指示をしている
		医師の指示を出す熱心さ	高い [次々に見せながら、早口で]
		書類が置かれている位置	机の上
		看護師が話すスピード	早い [早口で]
		看護師の行動	書類から目を離さず医師の指示を聞いている
		「その間」が意味するもの	同時刻におこっていること
		医師と看護師が書類を注視する度合い	高い [目を離さず]
		病室を見ない人	医師と看護師
		病室の様子	乳児の泣き声が響いている
		医師と看護師が病室を気にする度合い	低い [乳児の泣き声が響いているが、2人とも病室を見ることはない]

	切片化したテキスト	プロパティ	ディメンション	ラベル
3	女の子は突然、1秒かからないくらいの速さで右から後ろの方向へ上体をよく45度ほど回して振り返り、1〜2秒間後方を注視する。下唇を嚙んだまま、きゅっと口をすぼめ、笑みはなく真剣な表情で、視線を動かさずに何かを確認しているようである。	行動の主体 行動の突発性 女の子の行動 振り返る方向 振り返る速度 動作を躊躇する度合い 後方を確認する時間 確認する方向 表情 「真剣」と判断した根拠 口の形 下唇を嚙む度合い 確認の真剣度合い 行動の意図 視線を動かす度合い 見ているもの	女の子 高い [突然] 上体を回して振り返り、後方を注視する 右から後方へ 速い 低い [1秒かからないくらい、勢いよく] 1〜2秒 後方 真剣な表情 きゅっと口をすぼめ、笑みがない 下唇を嚙んだまま、きゅっと口をすぼめる 高い [嚙んだまま] 高い 後方の確認 低い (対象は不明)	真剣な表情での後方の確認

	行動	行動の主体	女の子	医師と看護師
4	女の子は、1秒かからない速さでさっと正面に戻すと、同じ場所に立ったまま、再び1秒ほど、首も体も動かさずにじっと看護室の小窓を見て、医師と看護師が書類から目を離さず話をする様子を窺う。	行動	首を正面に戻す、看護室の小窓の様子を窺う	医師と看護師の様子を窺う
		立っている場所	同じ場所(木馬の近く)	
		移動する度合い	低い[立ったまま]	
		顔の向き	正面に戻す	
		顔の向きの戻し方	1秒かからない速さでさっと	
		顔を正面に戻す速度	速い[さっと]	
		注視する度合い	高い[1秒ほど、じっと]	
		注視するもの	看護室の小窓	
		様子を窺う対象	医師と看護師	
		体を動かす度合い	1秒ほど	
		小窓の方を見る頻度	2回目[再び]	
		注視する時間	低い[首も体も動かさずじっと見ている]	
		「様子を窺う」と判断した根拠	首も体も動かさずに看護師の様子を窺う	
		行動の意図	書類から目を離さず話をしている	
		医師と看護師の様子	低い[書類から目を離さず話をしている]	
		医師と看護師が女の子を見る可能性		

	切片化したテキスト	プロパティ	ディメンション	ラベル
5	その後（医師と看護師の様子を覗った後）、女の子は、左手に木箱を持ったまま、右手の4本の指を口にくわえて下を向き、左足から一歩踏み出し、大股でぶらつくことなく1歩に1秒ずつかけてゆっくりと歩く。3歩目には人差し指だけをくわえているが、6歩目になると、さらに3、4、5指もくわえる。7歩目くらいで病室を出て、廊下との間の小さな準備室に入る。歩き始めには視線を下方に60度くらい落とし、うつむき加減の姿勢をとり、人差し指をくわえた3歩目以降は、顔を除々に上げているものの、口角は水平のまま、眉間にしわが寄せしているものの、何かを警戒しているようにみえる。しかし、警戒しながらも、足音を響かせない歩き方をしており、平静を装うかのようである。	時期 行動の主体 行動 持っている物 持っている手の左右 持っている時間 顔の向き 踏み出す足 歩幅 歩く速度 くわえている時のふらつき度 くわえている指の数 くわえている指の数の変化 移動の方向 病室を出る方向 視線の位置 顔の位置 顔を上げる速度 口角の位置 表情 「何かを警戒している」と判断した根拠 警戒度 警戒しているもの 足音を響かせる度合い 歩き方の様子 「ながらも」が意味するもの 「平静を装うかのような」と判断した根拠	その後（医師と看護師の様子を覗った後） 女の子 木箱を持っている、下を向き、指を口にくわえながら歩く 木箱 左手 長い[持ったまま] 下 左足 大股 ゆっくりと、1歩に1秒ずつ 低い[ふらつくことなく] 4本→人差し指だけ→4本あり 病室を出て、廊下との間の小さな準備室に入る 7歩くらい 60度くらい落とす→伏し目がち うつむき加減→徐々に上げる 遅い[徐々に] 水平 何かに警戒しているようにみえる 視線を落とす、うつむき加減、目伏し目がち、眉間にしわが寄る 高い 不明[何かに] 中[ふつう] 警戒しながらも平静を装うかの意外性 表情と行動の関係 足音はふつうに響かせる	平静を装うかのような歩き方での移動

6	女の子が歩いていると、突如、後方の病室の方から、チリンチリンと2度ほど電話が鳴る音がする。誰かが電話に出て音が止まったのか、電話が切れたのか、女の子からは見えない。	おこったタイミング おこった出来事 [突如]が意味するもの 電話が鳴る音がする方向 電話が鳴る回数 病室の環境が変化した度合い 電話の音が止まった理由 病室の状況が見える度合い	女の子が歩いているとき 電話の音が鳴る 前触れがない想定外の出来事 後方の病室の方 2回 高い [電話が鳴る音がする] 不明 低い	病室で電話が鳴る
7	病室の方で電話が鳴ると、女の子は、準備室で立ち止まり、上体を左側から30度ほど勢いよく振り返して病室を振り返る。右側から振り返ったときに比べると1秒以内の動作ではあるが(本数は不明)、右手の指を口にくわえたまま、2秒ほど病室の状況が変化するように病室の方を見る。	行動の主体 行動 立ち止まるきっかけ 立ち止まる場所 準備室の位置 推測される「振り返る」理由 上体をまわす勢い 上体をまわす速度 上体をまわす方向 上体をまわす角度 くわえている指 指をくわえている時間 緊張度 見ている方向 見ている対象 見ている時間	女の子 立ち止まり 病室の方で電話が鳴る 準備室 病室から5歩ほど斜め左方向に出た [見取り図より] 電話の音によって病室の状況が変化したかの確認 あり [勢いよく] やや遅い [勢いよく、右側から振り返ったときに比べるとゆっくりではあるが1秒以内] 左から 30度ほど 右手の指 (本数は不明) 長い [くわえたまま] 高い [指を口にくわえたまま] 病室の方 不明 2秒ほど	病室の状況変化の確認

9章　映像から収集したテクストの分析

	切片化したテクスト	プロパティ	ディメンション	ラベル
8	その後（病室の方を見た後）、女の子は、1秒もかからない間に、さっともとに戻すと、右手の4本の指を口にくわえたまま、病室を出たときよりも顔を上にあげて、6歩ほどゆっくりと歩く（後方から写しているため表情はみえない）	時期 行動の主体 行動 姿勢を戻す速さ 指をくわえている指の数 緊張度 顔をあげる度合い 歩く速度 歩く歩数	その後（病室の方を見た後） 女の子 姿勢を戻す、指をくわえたまま歩く 速い［さっと、1秒もかからない間］ 右手の4本の指 長い［くわえたまま］ 高い［くわえたまま］ やや高い［病室を出たときよりも顔を上に上げて］ ゆっくり 6歩ほど	指をくわえたままの歩行
9	廊下への出口に着くと、女の子はギプスをしているためにお腹を突き出す姿勢で、右手の4本の指をくわえたまま立ち止まる。女の子の前方約1メートルのところに、鉛製のプロテクターを付けた男が歩いており、女の子は、男が気づくかを見極めるように、歩く男の後ろ姿をじっと見て、身動きをしない。	行動の主体 行動 時期 立ち止まる場所 立ち方 お腹を突き出した姿勢になった理由 指をくわえている指の数 くわえている時間 緊張度 遭遇する人 女の子から見た男の位置 男から女の子までの距離 見ている対象 見方 身動きをする度合い 注視される［じっと見る］理由 推測される［じっと見る］理由	女の子 立ち止まり、廊下を歩く男の後ろ姿をじっと見て気づくかを見極めるようにと 廊下の出口の出口 少しお腹を出していてバランスをとりにくいためにお腹を出した姿勢で両足を揃えてギプスをしていてバランスをとりにくいため 右手の4本の指 長い［くわえたまま］ 高い［くわえたまま、身動きしない］ 鉛製のプロテクターを付けた男 前方 約1メートル 歩く男の後ろ姿 じっと見る 低い 高い［じっと見て、身動きをしない］ 男が気づくかを見極めるため	男が気づくかの見極め

10	廊下を歩く男は、肩から膝までである焦げ茶色の鉛製のプロテクターを着用しており、頭にも目だけを出したプロテクターを装着、右手にはプロテクター・グローブをはめ、左手にはレントゲンフィルムを持っている。男の足音は女の子よりずっと大きく、動くたびにガシャガシャという音が響き、動くたびに音がする。男は女の子の方を全く振り返ることなく、レントゲン室に向かって大股で歩き、女の子を気にしているようには見えない。	行動の主体	廊下を歩く男
		男の行動	レントゲンフィルムを持って、レントゲン室へ大股で歩く
		男の服装	焦げ茶色の鉛製のプロテクター・グローブ
		プロテクターの装着部位	肩から膝、頭、右手
		持っているもの	レントゲンフィルム
		持っている手の左右	左手
		歩く時の足音	女の子よりずっと大きい
		動くたびに音がする可能性	ガシャガシャ
		女の子の方を振り返る度合い	低い
		女の子に気づく可能性	低い [女の子に向かって]
		男が向かっている方向	レントゲン室
		歩き方	大股
			女の子を気にしていない男

9章　映像から収集したテクストの分析

	切片化したテクスト	プロパティ	ディメンション	ラベル
11	女の子は、廊下への出口で指4本を口にくわえたまま、身動きもせずに、歩いている男の後ろ姿を注意深くじっと見て、指を口にくわえたまま、動きを目で追いながら、両足を揃えた姿勢を変えずにじっと立ったままである。	行動の主体 行動 立っている場所 くわえている指 指をくわえている時間 緊張度 注視する度合い 見方 身動きをする度合い 目で追う方向 男を見る対象 姿勢 姿勢を変える度合い 立っている時間 推測する「目で追う」理由	女の子 歩いている男の動きを目で追いながら立ち続ける 廊下への出口 指4本 長い[指を口にくわえたまま] 高い[指を口にくわえたまま、身動きもせず、姿勢を変えず] 高い[注意深く、じっと] 低い 歩いている男 後方から 身動きもせずに、注意深くじっと 両足を揃えた姿勢 低い 長い[立ったままである] 男の反応を探る?	男の動きを目で追いながら立ち続ける
12	男が、廊下左側のレントゲン室に入ろうと左右に向きを変えて右手でドアを開けると、女の子と向かい合った位置関係になる。女の子と男との距離は2メートルくらいでプロテクター越しに両目が出ており、1秒ほど、女の子の方をじっと見る。	行動の主体 男の行動 時期 女の子との位置関係 女の子との距離 女の子を見る様子 注視する対象 見ている時間 女の子を妨害する可能性 男の行動が意味するもの 女の子が遭遇した出来事 女の子に関心を示す度合い	男 レントゲン室のドアを開ける、女の子を見る レントゲン室に入ろうと右手でドアを開けたとき 向かい合わせの位置になる 2メートルくらい プロテクター越しに両目で[じっと] 女の子 1秒ほど あり[向かい合わせの位置になる、じっと見る] 女の子に気づく 男が向かい合わせの位置になる 中[1秒ほど見る]	男が女の子に気づきじっと見る

	説明	項目	内容
13	このとき（男が女の子を見たとき）、女の子の左の眉毛が若干上がり、息を飲み込み、右手の第2,3,4指を口にくわえ、緊張したかのように左手上目遣いでじっと男の様子を見ながら、事が過ぎ去るのを固まったように動かない。	時期	このとき（男が女の子を見たとき）
		行動の主体	女の子
		女の子の様子	緊張したかのように
		行動	固まったまま動かない
		「緊張したかのように」と判断した根拠	左の眉毛が若干上がり、息を飲み込み、右手の第2,3,4指を口にくわえる
		くわえている指	右手の第2,3,4指
		見ている対象	男の様子
		見方	やや上目遣いでじっと
		注視する度合い	高い［緊張したかのように、じっと］
		緊張度合い	高い［指を口にくわえ、緊張したかのように］
		動く度合い	低い［固まった］
		推測される「動かない」理由	事が過ぎ去るのを待つ
14	男は何も言わずレントゲン室に入った後、ドアを閉めて、廊下からいなくなる。	行動の主体	男
		男の行動	レントゲン室に入った後、ドアを閉める、廊下からいなくなる
		発言の有無	なし［何も言わず］
		女の子を妨害する可能性	なし［いなくなる］

	切片化したテキスト	プロパティ	ディメンション	ラベル
15	男が部屋に入るまでの1秒くらいの間、女の子は、右手の指をくわえたまま（本数は不明）、存在感を消すかのようにじっと動かず前方（廊下の先）を見て立っている。	時期 要した時間 行動の主体 女の子の行動 くわえている指 指をくわえている時間 緊張度 動く度合い 立ち続ける度合い 見る方向 推測される「じっと動かない」理由	男が部屋に入るまでの間 1秒くらい 女の子 前方（廊下の先）を向いて立っている 右手の指（本数は不明） 長い [指をくわえたまま] 高い [くわえたまま、じっと動かず] 低い [じっと] 高い [じっと動かず〜立っている] 前の方 自分の存在感を消す	存在を消すように立ち続ける
16	男が廊下から消えると、女の子は、右手の指（本数は不明）を口にくわえたまま顔を40度くらい下に向けたまま、廊下の左側を8歩歩く。1歩に1秒ずつかけてゆっくりと踵から踏み出し慎重そうに歩いているようにみえる。表情はわからない。	時期 行動の主体 女の子の行動 くわえている指 緊張度 顔の向き 顔を下げる角度 歩く場所 歩く歩数 踏み出す速度 踏み出す足 「慎重そうに」と判断した根拠 表情	男が廊下から消えると 女の子 指を口にくわえたまま前進する 右手の指（本数は不明） 高い [指を口にくわえたまま] やや下に向けたまま 約40度 廊下の左側 8歩ほど ゆっくり 右足 ゆっくり踵から踏み出す 不明	慎重に踏み出しながら前進

118

17	女の子は、右手の指（本数は不明）を口にくわえたまま、さらに3歩歩き、右側の部屋の前で2秒ほど立ち止まり、じっと動かず首を少し右にかしげて注意深く覗き込む。	行動の主体：女の子 女の子の行動：立ち止まって部屋を見る くわえている指：右手の指（本数は不明） 緊張度：高い 歩く歩数：3歩 立ち止まる場所：右側の部屋の前 立ち止まる時間：2秒ほど 動く度合い：低い 見方：ゆっくりと首を右に少しかしげて覗き込む 注意する度合い：高い	立ち止まり右側の部屋を覗き込む
18	女の子は1階のテラスに出る。右手の指は口にくわえず、自然に身体の横に下げており、少し緊張が和らいだようにみえる。	行動の主体：女の子 行動：室外への脱出 場所：テラス テラスの位置：1階、室外 くわえている指：なし 手の位置：身体の横 手の位置の自然さ：高い 緊張度：低下 「緊張が和らいだ」と判断した根拠：右手の指を口にくわえておらず、自然に身体の横にに下げている 推測される「緊張が和らいだ」理由：室外へ脱出（が成功）したから	室外への脱出

9章　映像から収集したテクストの分析 | 119

	切片化したテクスト	プロパティ	ディメンション	ラベル
19	女の子は、1秒ずつかけてゆっくりと大股で歩きながら、オレンジの箱を運んでいる男をちらりと1秒も眺めた後、左手に持っている木箱に目をやる。口がやや開き表情が緩んでいることから、リラックスしているようにみえる。	行動の主体 行動 歩く速度 歩き方 見たもの 男を見る様子 男を注視する度合い 口の開き方 表情 「リラックスした」と判断した根拠 緊張度	女の子 歩く、男と左手の木箱に目をやる ゆっくり、1歩に1秒ずつかけて 大股 オレンジの箱を運んでいる男、左手で持っている木箱 ちらりと 低い［ちらりと］ 少し［やや］ 緩んでいる 口がやや開き、表情が緩んでいる 低い［口がやや開き表情が緩んでいる］	リラックスした表情での歩行

カテゴリーの作り方とカテゴリー同士の関連づけについて、最後に、(3)理論的比較と理論的サンプリングを説明します。

(1) ラベル名の付け方

ゼミでは、切片1から順に、ラベル名の付け方について検討しました。
　表9-1の切片1を見てください。「1. 女の子は、左手に木箱を持ったまま、自分の病室の木馬の近くで、看護室の隣の出口の方に向かって立ち、下唇を嚙みながら、病室の隣室にある看護室の小窓からみえる医師と看護師を5秒ほど、視線を動かさずにじっと見ている。それに加えて、一度キュッと力を入れて下唇を嚙んだ仕草から、何かを決心したようである。」という女の子の行動を記述したテクストです。この切片のラベル名の付け方について、ゼミでは次のようなやりとりがありました。

　　A：私は、切片1に〈医師と看護師の注視〉とラベル名を付けました。
　　B：でも、この切片は、女の子が「注視する」こと以外に、「何かを決心したようである」の部分も大切ではないでしょうか？
　　A：うーん、「何かを決心したようである」の部分は、観察者の解釈ですよね。事実と同じようにラベル名に使うのはよくないように思います。
　　B：解釈であっても、「何かを決心したようである」と観察者が解釈した根拠が書いてあって、その根拠が納得できるものであれば、分析に入れてもいいのではないでしょうか。
　　戈木C：そうですね。この切片では、「何かを決心したようである」と解釈した根拠として、「一度キュッと力を入れて下唇を嚙んだ」という女の子の仕草が記されているので、ラベル名に使ってもよさそうですね。

　切片1では、女の子が「医師と看護師を5秒ほど、視線を動かさずにじっと見ている」という行動の他に、「一度キュッと力を入れて下唇を嚙んだ仕草」から観察者が推測した女の子の意思が記述されています。8章でも説明したように、観察法のテクストでは、観察者が解釈した登場人物

の感情や考えを、観察した情報と一緒にテキストに含めて記述します。したがって、観察者の解釈に基づく記述も、根拠が明記してあれば、ラベル名に取り入れられることを討論で学びました。ここで検討された切片 1 については、〈医師と看護師の注視〉というラベル名よりも、〈(室外に出る)決心〉のように、女の子の行動の意図が表現されたラベル名を付けておく方がよさそうです。

次に、切片 2 を見てください。「2. 看護室では、医師が、座っている看護師の右隣に立ち、机の上にある書類を次々に見せながら、早口で指示を出しており、看護師は書類から目を離さず医師の指示を聞いている。その間、病室には乳児の泣き声が響いているが、2 人とも病室を見ることはない。」という医師と看護師の様子が記述されたテキストです。この切片のラベル名について、次のような意見が出されました。

 A：この切片には、〈書類を見て病室の様子を見ていない〉というラベル名を付けました。
 C：ラベル名には、医師と看護師の行動が表されているので、これでもよいかもしれませんが…。ただ、この切片の主体は女の子ではありませんよね。他の多くの切片は主体が女の子なので、そのことがわかるようなラベル名の方がよいのではないでしょうか？
 A：確かに、そうしておかないとラベル名をカテゴリーにまとめるときに、誰の行動を表す切片だったかわからなくなって、データを見直すことになりそうです…。でもラベルが長くなりませんか？
 C：うーん、主語が誰なのかがわかるようにして、〈病室の様子を見ていない医師と看護師〉だったら、どうでしょうか。

テキストを作成するときにも分析するときにも、行動主体を意識することは大切です。特に、今回のテキストは、「子どもが病室を出るというルール違反を犯すとき、周囲からの妨害をどう回避しようとするのか」というリサーチ・クエスチョンに基づいて観察し、作成したテキストですから、女の子が主体となる切片が多くなるのは当然です。したがって、女の

子が主体である切片には主語を付けず、それ以外が主体となるデータには主語を入れて区別しておくと、あとの分析で、切片の主体がわからず混乱することを回避できると思います。

(2) カテゴリーの作り方とカテゴリー同士の関連づけ

続いて、カテゴリーの作り方とカテゴリー同士の関連づけについてのゼミのやりとりを紹介します。担当の院生が作成したカテゴリー関連図(図9-1)への意見交換をもとに、(a) カテゴリーの作り方、(b) パラダイムの分類、(c) カテゴリー同士の関連づけ、(d) 中心となるカテゴリー(現象名)の選択、(e) リサーチ・クエスチョンとカテゴリー関連図が示す現象との一致の確認、についてのやりとりを紹介します。

(a) カテゴリーの作り方

担当の院生Aさんが作成したカテゴリー関連図(図9-1)では、6つのカテゴリーと1つの架空のカテゴリーが示されています。これらのカテゴリーの作り方について、次のようなやりとりがありました。

> 戈木C：カテゴリーの作り方はどうでしょうか？
> D：【周囲の確認】というカテゴリーで、〈男への注目〉というラベル名の切片11、13、15は、このカテゴリーに合わないのではないでしょうか。
> B：〈男への注目〉というラベル名なので、【周囲の確認】というカテゴリーに合っていませんか…？
> D：うーん、ラベル名だけを見るとそうなのですが、切片に戻ると、女の子が確認をしながらもその場に立ち続けているという内容です。この後半部分も大事だと思うので、ラベル名を〈男の動きを目で追いながら立ち続ける(11)〉などに修正して、【周囲の確認】以外の別のカテゴリーを作ってはどうでしょうか？

カテゴリーを作るときには、各カテゴリーに含まれるラベル名とカテゴ

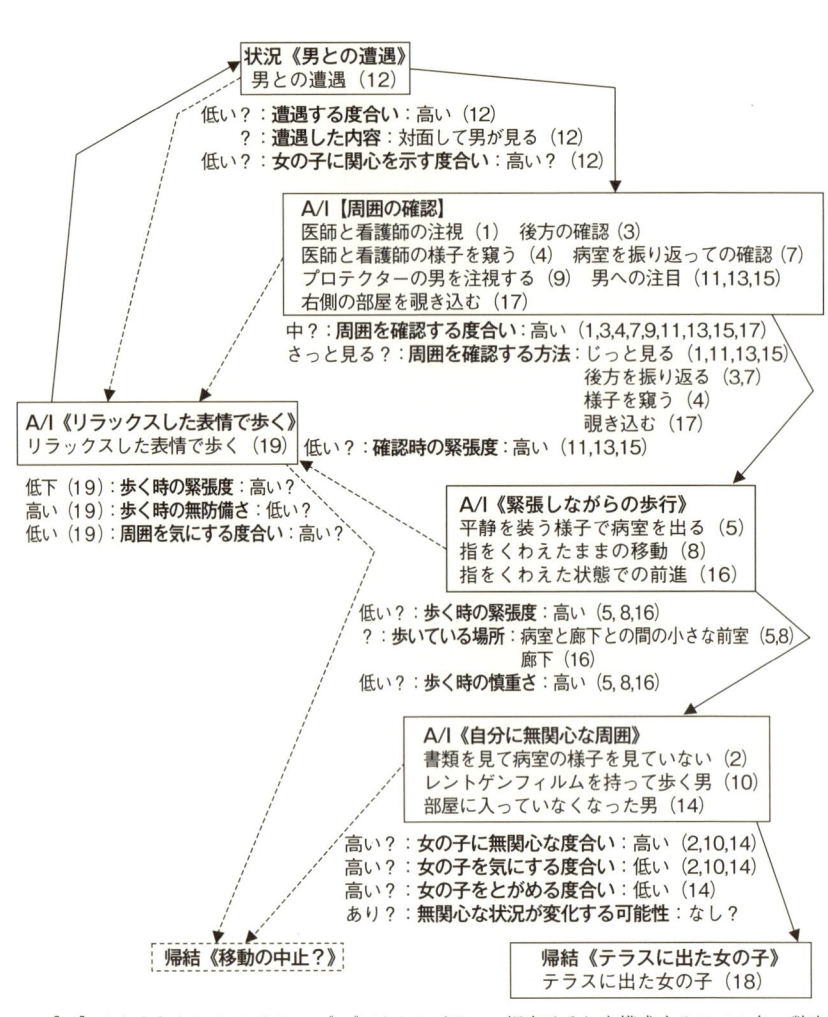

```
                                    状況《男との遭遇》
                                    男との遭遇（12）
                    低い？：遭遇する度合い：高い（12）
                        ？：遭遇した内容：対面して男が見る（12）
                    低い？：女の子に関心を示す度合い：高い？（12）

                            A/I【周囲の確認】
                            医師と看護師の注視（1）　後方の確認（3）
                            医師と看護師の様子を窺う（4）　病室を振り返っての確認（7）
                            プロテクターの男を注視する（9）　男への注目（11,13,15）
                            右側の部屋を覗き込む（17）
                     中？：周囲を確認する度合い：高い（1,3,4,7,9,11,13,15,17）
                     さっと見る？：周囲を確認する方法：じっと見る（1,11,13,15）
                                                後方を振り返る（3,7）
                                                様子を窺う（4）
                                                覗き込む（17）
   A/I《リラックスした表情で歩く》
   リラックスした表情で歩く（19）   低い？：確認時の緊張度：高い（11,13,15）

 低下（19）：歩く時の緊張度：高い？
 高い（19）：歩く時の無防備さ：低い？    A/I《緊張しながらの歩行》
 低い（19）：周囲を気にする度合い：高い？  平静を装う様子で病室を出る（5）
                                          指をくわえたままの移動（8）
                                          指をくわえた状態での前進（16）

                        低い？：歩く時の緊張度：高い（5,8,16）
                            ？：歩いている場所：病室と廊下との間の小さな前室（5,8）
                                              廊下（16）
                        低い？：歩く時の慎重さ：高い（5,8,16）

                            A/I《自分に無関心な周囲》
                            書類を見て病室の様子を見ていない（2）
                            レントゲンフィルムを持って歩く男（10）
                            部屋に入っていなくなった男（14）
                     高い？：女の子に無関心な度合い：高い（2,10,14）
                     高い？：女の子を気にする度合い：低い（2,10,14）
                     高い？：女の子をとがめる度合い：低い（14）
                        あり？：無関心な状況が変化する可能性：なし？

      帰結《移動の中止？》              帰結《テラスに出た女の子》
                                          テラスに出た女の子（18）
```

* 【　】は中心となるカテゴリー、《　》はカテゴリー、細字はそれを構成するラベル名、数字は切片の番号
* 太字はプロパティ、細字はディメンションを示しています。
* このデータにはないが推測できる関係またはカテゴリーを破線で示し、推測されるディメンションには「？」を記しています。

図9-1　院生が作成した【周囲の確認】現象に関するカテゴリー関連図

リー名、各切片の内容とカテゴリー名が合っているのかを確認します。カテゴリー【周囲の確認】は、〈医師と看護師の注視 (1)〉〈後方の確認 (3)〉〈医師と看護師の様子を窺う (4)〉〈病室を振り返っての確認 (7)〉〈プロテクターの男を注視する (9)〉〈男への注目 (11、13、15)〉〈右側の部屋を覗き込む (17)〉の9つの切片で成り立っています。切片1、3、4、7、9、17は、注視する、確認する、様子を窺う、振り返る、覗き込むという行為を示す内容なので、【周囲の確認】というカテゴリーでよさそうです。

また、Dさんから指摘があった〈男への注目〉という3つの切片は、ラベル名から考えると、【周囲の確認】というカテゴリーでも違和感はありません。しかし、切片11は、「女の子は、廊下への出口で指4本を口にくわえたまま、身動きもせずに、歩いている男の後ろ姿を注意深くじっと見て、動きを目で追いながら、両足を揃えた姿勢を変えずにじっと立ったままである。」というテクストです。Dさんが言うように、男の後ろ姿を注意深くじっと見るという【周囲の確認】をしつつも、女の子がじっと立ち続けていることも重要な内容のように思われます。同じように、残りの13、15番のラベル名を再検討してみると、〈男の動きを目で追いながら立ち続ける (11)〉、〈動かずに事が過ぎ去るのを待つ (13)〉、〈存在を消すようにして立ち続ける (15)〉というラベル名に修正した方がよいとの指摘がありました。

どちらのラベル名も間違いではないと思いますが、この3つの切片を他の切片と一緒に【周囲の確認】というカテゴリー名にするよりも、《警戒しながら動かずに立ち続けている》ことを表す新たなカテゴリーにする方がよいとの意見にたどりつきました。

(b) パラダイムの分類

では、カテゴリー同士の関連について見てみましょう。図9-1のカテゴリー関連図を見てみると、7つのカテゴリーのうち、1つが「状況」、4つが「行為／相互行為 (A/I)」、2つが「帰結」に分類されています。このパラダイムの分類について、ゼミでは以下のような指摘がありました。

E：《男との遭遇》が「状況」になっていますが、「帰結」は、《テラスに出た女の子》と《移動の中止（架空のカテゴリー）》の2つです。「状況」と「帰結」のカテゴリーが対応していないと思います。

A：うーん、そう言われると…。どのカテゴリーを「状況」にするのかがなかなか決まりませんでした。《テラスに出た女の子》と《移動の中止（架空のカテゴリー）》は「帰結」にしようとすぐに決められたのですが…。けっきょく、この映像の中でインパクトが一番強かった《男との遭遇》が、この現象が始まるきっかけなのではないかと思って「状況」にしました。

F：「状況」を《男との遭遇》にするのであれば、「帰結」には、《男からの逃避》とか《遭遇することからの回避》とかが、「状況」に対応しているカテゴリーなのではありませんか…？

　Aさんは、《男との遭遇》があったことをきっかけにして、最終的に女の子が《テラスに出る》か、《移動を中止》せざるを得なくなるかの「帰結」に至ると考え、カテゴリー関連図を描いていました。これは、映像の内容に合っているように思えますが、GTAの分析で把握したいのは、映像で見た女の子の行動の要約ではなく、概念間の関係性からとらえた現象です。女の子が《テラスに出る》か《移動を中止》せざるを得なくなる「帰結」が、何らかの「行為／相互行為」によってもたらされたと考えると、《テラスに移動したい欲求》や《移動への意欲》のようなカテゴリーを「状況」にした方が、「状況」と「帰結」のカテゴリーが対応するようです。このようなやりとりによって、「状況」にあたるカテゴリーを見直すという結論に至りました。

(c) カテゴリー同士の関連づけ

　カテゴリー同士の関連づけが適切かどうかは、プロパティとディメンションによってうまく関連づけられているかどうかで確認します。ゼミでは、各カテゴリーに付随するプロパティとディメンションを使ってカテゴリー同士のつながりを説明してもらいながら、関連づけが適切かどうかを

確かめました（図9-1）。

【周囲の確認】では、"周囲を確認する度合い"、"周囲を確認する方法"、"確認時の緊張度" など、カテゴリー名にあったプロパティの表現を使って関連づけが考えられている点はよいと思われます。しかし、9つもの多くのラベル名を含むカテゴリーであるにもかかわらず、カテゴリー同士のつながりを説明づけるディメンションは一方向しか出ていません。同様に、他のカテゴリーでも、データには出ていない架空のつながりであることを示す破線の矢印が多くなっています。破線の矢印はあくまで架空の関連づけですから、なるべくデータに出ているプロパティとディメンションを使用した実線の矢印での関連づけができる方がよいと思われます。

先に紹介したカテゴリーの作り方での意見交換では、【周囲の確認】に含まれる〈男への注目（11、13、15）〉の3つの切片を、別のカテゴリーに見直すこととなりました。したがって、【周囲の確認】に含まれる切片は6つになります。関連づけであげられているプロパティ "周囲を確認する度合い"、"周囲を確認する方法"、"確認時の緊張度" はいずれも右側のディメンションは出ていますが、左側のディメンションは出ていません。このような時は、"確認した結果"、"確認しやすさ" 等、図9-1で関連づけに使われていないプロパティで、ディメンションの違いがないかを見直すと、【周囲の確認】から別の方向への新たなカテゴリーの関連づけが考えられると思います。

(d) 中心となるカテゴリー（現象名）の選択

担当の院生が作成したカテゴリー関連図（図9-1）では、【周囲の確認】が中心となるカテゴリーに選ばれています。GTAでは、中心となるカテゴリーがどんな現象かを表すカテゴリーにあたり、それがその現象の現象名となります。

　　戈木C：中心となるカテゴリーはどのように選びましたか？
　　A：一番ラベルが多く集まっていたので、最終的には【周囲の確認】を中心のカテゴリーとして選びました。でも、《緊張しながらの歩行》に

よって、うまくいくかうまくいかないかの「帰結」が決まるように思ったので、こちらを中心のカテゴリーにした方がよいかと迷いました。

　中心となるカテゴリーは、パラダイムの「行為／相互行為」に位置づけられているものの中から選びます。図9-1のカテゴリー関連図では、《周囲の確認》、《リラックスした表情で歩く》、《緊張しながらの歩行》、《自分に無関心な周囲》という4つのカテゴリーが「行為／相互行為」に分類されています。この中で、《自分に無関心な周囲》だけは、主体が女の子ではないカテゴリーです。今回のリサーチ・クエスチョンは、「子どもが病室を出るというルール違反を犯すとき、周囲からの妨害をどう回避しようとするのか」で、女の子が主体ですから、中心となるカテゴリーは、女の子が主体となったカテゴリーを選択した方がよいと思います。そうすると、《周囲の確認》、《リラックスした表情で歩く》、《緊張しながらの歩行》のいずれかが、中心となるカテゴリーになりそうです。

(e) リサーチ・クエスチョンとカテゴリー関連図が示す現象との一致の確認
　データ収集の段階では、リサーチ・クエスチョンをもとにして、何を観察するのかを決めますが、分析の局面に入ったら、リサーチ・クエスチョンは脇に置いておいて分析をおこない、分析者のバイアスがかかった分析へと誘導されないように意識します。いったん分析をおこなったあとで、当初考えたリサーチ・クエスチョンとカテゴリー関連図が示す現象が一致しているかを確認します。もしも、リサーチ・クエスチョンとカテゴリー関連図が示す現象がまったく違うものであれば、当初考えていたリサーチ・クエスチョンを再検討して修正する必要があります。

　さて、ここからは、リサーチ・クエスチョンとの一致について、院生が作成したカテゴリー関連図（図9-1）と私たちが作成したカテゴリー関連図（図9-2）を比較しながら説明します。

　私たちは、《（室外に出る）決心》、【妨害される可能性の見極め】、《周囲からの無関心》、《妨害される可能性のある出来事との遭遇》、《妨害を回避しながらの移動》、《過ぎ去るのを待つ》、《室外への脱出》の7つのカテゴ

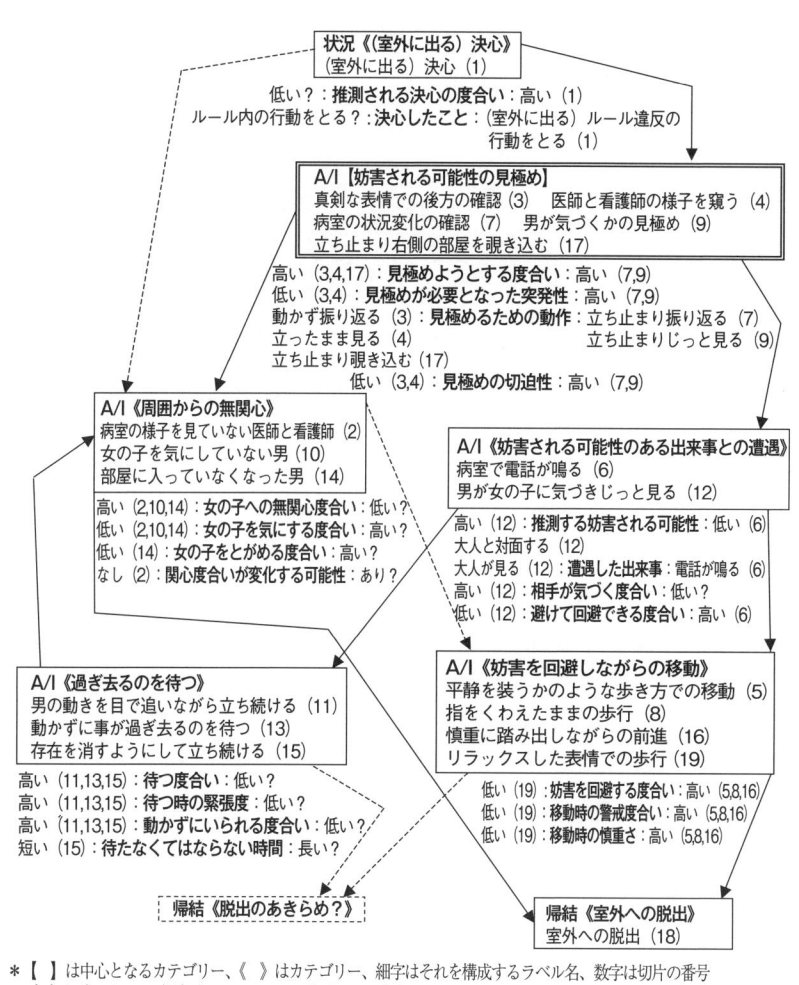

```
                    状況《(室外に出る)決心》
                    (室外に出る)決心 (1)
         低い?：推測される決心の度合い：高い (1)
         ルール内の行動をとる?：決心したこと：(室外に出る)ルール違反の
                                           行動をとる (1)

                    A/I【妨害される可能性の見極め】
                    真剣な表情での後方の確認 (3)  医師と看護師の様子を窺う (4)
                    病室の状況変化の確認 (7)  男が気づくかの見極め (9)
                    立ち止まり右側の部屋を覗き込む (17)

         高い (3,4,17)：見極めようとする度合い：高い (7,9)
         低い (3,4)：見極めが必要となった突発性：高い (7,9)
         動かず振り返る (3)：見極めるための動作：立ち止まり振り返る (7)
         立ったまま見る (4)                   立ち止まりじっと見る (9)
         立ち止まり覗き込む (17)
                    低い (3,4)：見極めの切迫性：高い (7,9)
```

```
A/I《周囲からの無関心》
病室の様子を見ていない医師と看護師 (2)
女の子を気にしていない男 (10)
部屋に入っていなくなった男 (14)

高い (2,10,14)：女の子への無関心度合い：低い?
低い (2,10,14)：女の子を気にする度合い：高い?
低い (14)：女の子をとがめる度合い：高い?
なし (2)：関心度合いが変化する可能性：あり?
```

```
A/I《妨害される可能性のある出来事との遭遇》
病室で電話が鳴る (6)
男が女の子に気づきじっと見る (12)

高い (12)：推測する妨害される可能性：低い (6)
大人と対面する (12)
大人が見る (12)：遭遇した出来事：電話が鳴る (6)
高い (12)：相手が気づく度合い：低い?
低い (12)：避けて回避できる度合い：高い (6)
```

```
A/I《過ぎ去るのを待つ》
男の動きを目で追いながら立ち続ける (11)
動かずに事が過ぎ去るのを待つ (13)
存在を消すようにして立ち続ける (15)

高い (11,13,15)：待つ度合い：低い?
高い (11,13,15)：待つ時の緊張度：低い?
高い (11,13,15)：動かずにいられる度合い：低い?
短い (15)：待たなくてはならない時間：長い?
```

```
A/I《妨害を回避しながらの移動》
平静を装うかのような歩き方での移動 (5)
指をくわえたままの歩行 (8)
慎重に踏み出しながらの前進 (16)
リラックスした表情での歩行 (19)

低い (19)：妨害を回避する度合い：高い (5,8,16)
低い (19)：移動時の警戒度合い：高い (5,8,16)
低い (19)：移動時の慎重さ：高い (5,8,16)
```

```
帰結《脱出のあきらめ?》
```

```
帰結《室外への脱出》
室外への脱出 (18)
```

＊【　】は中心となるカテゴリー、《　》はカテゴリー、細字はそれを構成するラベル名、数字は切片の番号
＊太字はプロパティ、細字はディメンションを示しています。
＊このデータにはないが推測できる関係またはカテゴリーを破線で示し、推測されるディメンションには「?」を記しています。

図9-2　私たちが作成した【妨害される可能性の見極め】現象に関する
　　　　カテゴリー関連図

リーと1つの架空のカテゴリー《脱出のあきらめ？》を考えました。このうち、「状況」を《(室外に出る) 決心》、「帰結」を《室外への脱出》《脱出のあきらめ (架空のカテゴリー)》としました (図9-2)。つまり、女の子が《(室外に出る) 決心》を抱く「状況」が、何らかの行為／相互行為によって、《室外への脱出》が成功するか、《脱出をあきらめ》るかの「帰結」に至る現象と考えました。

　分析当初のカテゴリーを作成した段階では、担当の院生と同様、《周囲の確認》というカテゴリーを作りました。しかし、その後、カテゴリー同士の関連づけを検討しながら、女の子が目的を果たすための自分の行為が妨げられないかを意識して《周囲を確認》し、警戒しながら移動をしたり立ち止まったりする現象がとらえられてきました。そこで、《周囲の確認》を、女の子が目的を果たすための行為が妨げられないかどうかを見極める【妨害される可能性の見極め】にカテゴリー名を修正し、全体のカテゴリー名やプロパティとディメンションの表現を修正しました。

　続いて、院生が作成したカテゴリー関連図 (図9-1) の《リラックスした表情で歩く (19)》と《緊張しながらの歩行 (5、8、16)》の2つのカテゴリーは、どちらも「歩行する」ことに関連したラベルで構成されている上、プロパティも類似しているのがわかります。この2つのカテゴリーを1つにまとめると、ディメンションの違いによって、破線ではなく2本の実線の矢印で他のカテゴリーと関連づけられます。そこで、私たちの分析 (図9-2) では、切片5、8、16、19の4つをまとめて《妨害を回避しながらの移動》というカテゴリーにしました。

　さらに、院生が作成したカテゴリー関連図 (図9-1) でも、《周囲の確認》というカテゴリーに分類されていた〈男への注目 (11、13、15)〉の3つの切片は、女の子が妨害を回避するために、《妨害を回避しながらの移動》という行為をとるだけでなく、動かずに立ち続けることで妨害を回避しようとする行為ととらえていたので、私たちは《過ぎ去るのを待つ》というカテゴリー名に修正しました。

　このように、全体のカテゴリーの関連づけを考えながら、カテゴリーの作り方やカテゴリー名を修正しました。もちろん、カテゴリーの作り方や

名前を修正したときには、元のデータに戻って新しい表現が合うかどうかを確認する作業をおこないました。これらの作業を繰り返し、「状況」と「帰結」が対応していること、カテゴリーの主語の統一に問題がないことを確認して、最終的に、【妨害される可能性の見極め】という現象を表すカテゴリー関連図に至りました。

はじめに立てたリサーチ・クエスチョンは、「子どもが病室を出るというルール違反を犯すとき、周囲からの妨害をどう回避しようとするのか」だったので、ルール違反を犯すときに子どもが【妨害される可能性の見極め】をどうおこなうのかという図9-2の現象は、リサーチ・クエスチョンとも一致していると思います。

(3) 理論的比較と理論的サンプリング

カテゴリー関連図を作成したあと、理論的比較をおこないました。さらに、今後のデータ収集ではどのような情報が必要かを考え、理論的サンプリングについても考えました。ここでは、(a) 理論的比較、(b) 理論的サンプリングについて順に説明します。

(a) 理論的比較

今回は、中心となるカテゴリー【妨害される可能性の見極め】を用いて理論的比較を考えました。何かを見極めている状況として、ある院生が考えた、「試験で良い点をとるための方策を立てる」状況を例に説明します。

表9-2は、「試験で良い点をとるための方策を立てる」状況を想定して考え出したプロパティとディメンションです。ここで出てきたプロパティを【妨害される可能性の見極め】という現象に合うように考えたものが、表9-3の16個のプロパティ候補です。これらのプロパティ候補の中で、"見極める方法"というプロパティについては、'後方の確認 (3)'、'医師と看護師の様子を窺う (4)'、'病室の状況変化の確認 (7)'、'男の後ろ姿を見る (9)'、'部屋を覗き込む (17)'というディメンションがデータから見いだされましたが、他のプロパティはデータから見いだすことはできま

表9-2 「試験でよい点をとるための方策を立てる」状況を考えて出したプロパティ

プロパティ
方策を立てる必要性
方策を立てる理由
方策にかけられる時間
方策に要する労力
考えられる方策
方策の立てやすさ
方策を立てた経験の有無
方策を立てるのに必要な情報源
仲間から得る情報の信頼性
方策を立てる緻密性
過去に立てた方策の的中率
試験の出題範囲
山勘で当てる自信
先輩から過去問を入手できる度合い
友人がノートを貸してくれる度合
試験の難易度

表9-3 【妨害される可能性の見極め】のプロパティ候補

プロパティ候補
見極める必要性
見極める理由
見極めにかけられる時間
見極めに要する労力
見極める方法　⇒データにあり
見極めのしやすさ
見極めた経験の有無
見極めるための情報源
見極めに必要な情報の信頼性
見極めの計画性・慎重さ
見極めの正確さ
見極めなくてはならない範囲
見極める自信
脱出経験のある子どもから情報を得られる度合い
協力者の有無
見極めの困難さ

表9-4　理論的サンプリングをしようと考えた状況

・家族が付き添い、あるいは面会に来ているとき
・他の皆が病室で騒いでいるとき
・好きな看護師がいるときといないとき
・死が間近な子どもが抜け出すとき
・状態の悪い子どもが抜け出すとき
・退院間近な子どもが抜け出すとき
・他の子どもとともに抜け出すとき
・何度も脱出に成功した後に抜け出すとき

せんでした。

(b) 理論的サンプリング

　GTA では、データ収集と分析を交互に繰り返します。分析の結果を次のデータ収集に活かすためにも、理論的サンプリングをおこなうことが大切です。表9-3 にあげたプロパティ候補や図9-2 のカテゴリー関連図の破線の矢印部分、架空のカテゴリーに関する情報が含まれたデータを集めるにはどうすればよいかを考えます。ゼミでは、表9-4 のような状況を観察することで、現在収集できていないデータを補うことができるのではないかという意見が出ました。

　今回のゼミでは、観察法で収集したデータの分析について学びました。分析をおこなうことで、良いデータが収集できたかどうかを確かめることができると共に、収集したデータに何が不足しているのかを確認できます。データの不足部分を意識して、次のデータ収集に挑むことを繰り返し、データを収集する技術が磨かれていくことを参加者たちは学んだようです。

3. 院生の学び

　分析担当だった A さんは、ゼミの後に、自分のプロパティ、ディメンション、ラベル名の付け方について、次のように振り返っています。

　　私は今回、分析担当だったということもあり、いつもより分析に時間をかけてプロパティやディメンション、ラベル名を丁寧に付けたつもりでした。カテゴリー関連図を作成する際にも、丁寧に作成したつもりでしたが、ゼミで意見をもらってみると、ラベル名の主語を意識していなかったり、データに合わない解釈をしてしまっていた箇所があり、データに戻って、ラベル名やカテゴリー名が合うかを確かめる作業の大切さに改めて気づかされました。
　　また、カテゴリー関連図を作成することに必死になりすぎて、リサー

チ・クエスチョンのことが頭から抜けてしまっていました。分析したら、リサーチ・クエスチョンと一致しているかを確認し、カテゴリー関連図の表現やリサーチ・クエスチョンを修正するという繰り返しが大切なのだとわかりました。

　カテゴリー関連図を作成するまでは、リサーチ・クエスチョンのことは脇に置いておき、カテゴリー関連図を作成したあとで、リサーチ・クエスチョンを意識します。院生たちは分析とリサーチ・クエスチョンの関係について学ぶことができたようです。

10章
観察法を用いたデータ収集

安田恵美子

　GTAでは、現象を多角的にとらえるために、複数の方法を使ってデータを収集することが推奨されているので（3章参照）、ゼミでは、観察法とインタビュー法のトレーニングをおこないました。ここまでの章で紹介したように、院生は、各々がリサーチ・クエスチョンを設定し、観察法とインタビュー法を用いて別々にデータ収集をおこない、テクストを作成して、それらを持ち寄りゼミで検討しました。その中で、観察法を用いたデータ収集について検討していく過程で、リサーチ・クエスチョンに基づき、観察データとインタビューデータを統合する方法を学びました。

　本章では、観察法を用いたデータ収集について、院生のひとりである照屋君（仮名）を例にとり、1. データ収集計画、2. テクストの検討、3. 観察データとインタビューデータの統合、4. データ収集後の理論的サンプリング、5. 院生の学び、の順で説明します。

1. データ収集計画

　照屋君は、スポーツマネジメント専修（修士課程）の院生です。バスケットボールの公認審判員として活躍しているという背景から、「バスケットボール審判員の予測に関する実践知」という研究テーマで、観察法を用いたデータ収集の計画を立てました。

　照屋君のリサーチ・クエスチョンとデータ収集計画について、ゼミで検討したときのやりとりを見てみましょう。

表10-1　照屋君のリサーチ・クエスチョンの絞り込み

1.〈ゼミ前〉	審判員が、2人制審判でリードとトレイルの役割をとるときに、何をどう予測して行動するのか
	↓
2.〈ゼミ中〉	2人制審判で、リードを担当した審判員は、何を予測し行動するのか
	↓
3.〈ゼミ後〉	2人制審判で、リードを担当した審判員は、ゴール下において何を予測して行動するのか

戈木C：では、まずリサーチ・クエスチョンをはっきりさせましょう。照屋君のリサーチ・クエスチョンは何ですか？

照屋：はい、「審判員が、2人制審判でリード・オフィシャル（以下、リードと記す）とトレイル・オフィシャル（以下、トレイルと記す）の役割をとるときに、何をどう予測して行動するか」（表10-1〈ゼミ前〉参照）です。リードとトレイルというのはバスケットボール審判員の役割です。1つの試合の中で、プレイの進行状況に応じて2人の審判員がリードとトレイルの役割を交互に担うので、それぞれの役割をとるときに何を予測しているかを知りたいと考えました。

戈木C：2人の審判員がリードとトレイルを入れ替わるのだとすれば、2人がそれぞれの役割を担当するときの両者の「予測」を考える必要がありますね。データを収集する範囲も広くなりますから、まず、どちらかの役割に絞ってインタビューや観察をした方がよいのではないでしょうか？

A：それと役割の違いだけでなく、1つの試合の中でいろいろな状況があるように思うので、場面も少し絞った方が観察しやすいと思います。

　このように、当初考えていた照屋君のリサーチ・クエスチョンでは、観察する範囲が広すぎることが指摘されました。8章でも述べましたが、観察法において、何を観察するかを決定する上でリサーチ・クエスチョンは、とても重要です。試合中の攻守の切り替わりに応じて1人の審判員が、リードとトレイルという2つの役割を交互に遂行します。さらに、試合中

表 10-2　照屋君のデータ収集計画

対　象　者	日本バスケットボール協会公認　上級審判員 X さん
期間・場所	実業団バスケットボールリーグ戦の中の一つの試合
方　　　法	1) 上級審判員の担当する試合の様子を観察する。 2) 大会関係者の許可を得て、観察を行う試合をビデオ撮影する。ビデオデータはインタビューする際の参考資料とする。 3) 研究者は、試合中の上級審判員の動きを観察し、「予測」して動いたと思われる部分について観察メモを取る。

にはさまざまな状況が発生します。審判の両方の役割と試合の状況すべてを観察するのではなく、範囲を絞って「予測」に関する観察をする必要があるのではないかというアドバイスをもとに、照屋君はリサーチ・クエスチョンを絞り、「2人制審判で、リードを担当した審判員は、何を予測し行動するのか」（表 10-1〈ゼミ中〉参照）と変更しました。

また、照屋君は、バスケットボールの試合においてスピードの速い動きを参加観察だけでとらえていくことは難しいので、試合中にビデオ撮影することを考えていました。照屋君が収集しようとしている審判員の動きは、選手のスピードの速いプレイと関連してとらえなければならないため、繰り返し確認ができる映像データがあれば、詳細に観察するのに役立ちそうです。ただし、8章でも触れましたが、ビデオ撮影による映像データは、カメラの位置によっては、見えない部分やわかりにくい部分ができるので映像だけに頼るのは危険です。ゼミでも、ビデオ撮影と一緒に、実際に観察した内容をメモにとってはどうかという意見が出ました。

これらをもとに、照屋君のデータ収集計画は、対象となるバスケットボールの試合をビデオ撮影しながら直接観察したあと、その映像を見ながらインタビューをおこなうことに修正されました。この時点では試合中どの場面に審判員の「予測」があらわれやすいのかを規定することが難しかったので、場面を絞らずに全試合をビデオ撮影し、審判員の動きの中で予測して動いたと思われる箇所の「メモ」をとっておくことにしました。修正されたデータ収集計画は、表 10-2 のとおりです。

2. テクストの検討

　照屋君は、データ収集計画に沿って、データ収集をおこない、テクストを作成しました。以下に、テクストの検討について、ゼミでのやりとりを踏まえて紹介します。

　テクストを検討する際には、メンバーに専門領域内・外の人がバランスよくいることが理想です。データが収集されたその領域に精通した専門家の意見は、内容を把握していく上で重要です。同時に、専門領域外の人による観方や指摘が、収集者にとって新たな発見や気づきにつながることがよくあります。このゼミには、スポーツマネジメント専攻、看護学専攻、医療マネジメント専攻、音楽学専攻など、多様な専門領域を背景とする大学院生が参加していましたが、バスケットボールに詳しい院生はごく少数しかいませんでした。そこで、照屋君のテクストを検討するにあたって、体育会のバスケットボール部員だった院生や指導教授にも参加してもらいました。

　ゼミでは、3章にある「表3-2　テクストを検討する際の指標」(p.43)をもとに照屋君のテクストを検討しました。以下に、(1)「地」をとらえる、(2)「図」をとらえる、の順で、照屋君のテクストをどのように検討したのかを説明します。

(1)「地」をとらえる

　観察法のテクストに期待されることは、ある場面で登場人物たちが演じる役割と登場人物たち同士の相互作用が記述されていることです。そして、テクストは誰が読んでも状況が目に浮かぶ記述であることが重要です。照屋君のテクストは表10-3のとおりです。登場人物、状況の流れの概要の他、3つのクリップが記述されていました。（表10-3には、その中の1つのクリップのみ示しています）。テクストにはバスケットボールにまつわる専

表 10-3　照屋君の観察法のテクスト

日付：20XX 年○月△日（日）
テーマ：バスケットボール審判員の予測に関する実践知
リサーチ・クエスチョン：「2 人制審判で、リードを担当した審判員は、何を予測し行動するのか」
登場人物：観察の対象とした X さんは実業団連盟所属の上級審判員。20 歳台の男性。24 歳で現資格に昇格。相手審判 Y さんは同試合で X さんのお相手を務められた実業団連盟所属の公認審判員。30 歳台。公認審判員としては周囲からも高く評価されている審判員。
「黄」は同試合で淡色のユニフォームを着用のチーム、「黒」は同試合で濃色のユニフォーム着用のチーム。
流れの概要：観察し、ビデオ撮影した試合の映像の一部を、X さんへのインタビューの際に提示した。今回のクリップは、インタビューの際に X さんに提示した箇所である。
【会場】○体育館（□県○市）
【大会】平成 XX 年度実業団バスケットボールリーグ戦

【クリップ 1】

00：17	1. X さんはエンドラインから見て右 45 度、スリーポイントラインから約 2 メートル離れた黄のベンチ前から、黄 22 番のゴール下のショットを見ている。 2. ショットが成功し、攻守が切り替わると、後向きのままサイドラインと平行に走り出し、同時に右手を振り上げて 2 得点を認める合図をする。 3. ハーフラインを通過する付近で、手を下ろし、合図を止める。
00：19	4. ハーフラインを過ぎると、軽く 1 度サイドステップを入れて、走り方をそれまでの後向きから、進む方向に向かって変え、その間も後方から目をそらさず、左肩口から後方を見守る。 5. フリースローラインを越える辺りで、先頭を走る黄 33 番と黒 49 番を追い抜き、走るスピードを緩め、後ろ向きで歩きながら大きく 3 歩でエンドラインを越える。
00：24	6. X さんはエンドラインを越えるとすぐに、エンドラインから見て右側のエルボーにいる黄 24 番と黒 2 番に目を向ける。 7. エンドラインと平行に全速力で走り、ゴール下を越えて制限区域の端に内側の足（左足）が来るところで止まる。 8. 止まるのとほぼ同時に黒 2 番にボールが入る。
00：27	9. 黒 2 番がコート内側を見ながら、黄 24 番を背にして右手でドリブルを始める。 10. 元来た方向に向かって大きく 1 回サイドステップをする。

	11. エンドラインから見て左側に走りながら、一瞬、掌を広げた右腕をYさんの方向に挙げる。
	12. 再度ゴール下を越えて戻り、制限区域の端に内側の足（右足）が来るところで止まり、足を肩幅に開き、エンドラインに正対して正面を見ている。
	13. Yさんは黒2番のいる高さまで走りながら、止まる直前に軽く左手を挙げる。黄24番と黒2番以外の選手はいずれも、エンドラインから見て左側のサイドにいる。
00：30	14. 黒9番と黄22番がXさんの前を横切り、ゴール下を通過。
	15. エンドラインから見て右側のローポストで、黒9番が黒2番からのボールを受ける。
	16. Xさんは、フリースロー付近を見ている。
	17. Xさんも右側に向かって走り、外側の足（右足）が制限区域の端に来る位置で肩幅よりも少し大きく足を開いて止まる。
	18. その間ずっと、フリースローライン辺りからゴール下に走り込む黒49番を見ている。
	19. ボールは見ていない。
00：32	20. 黒49番はゴール下で黄33番に背を向け、黒9番からのバウンズ・パスを受ける。一連の動作で左足を引き、左手で一つついたドリブルを空中で取り上げ、左に45度回転して、両足で着地。ボールを持った右手を大きく振り上げてフックショットする。
	21. Xさんはそのままの位置でプレイを見届け、ショットのボールが手から離れるのとほぼ同じタイミングで左に2回サイドステップで移動する。
00：34	22. ショットが成功すると、スローインをする黄22番を見ながら、Xさんは左に向かって軽く走る。制限区域の端とスリーポイントラインの間辺りでエンドラインを越えてコート内に入ると、スピードを緩め、歩いている。

　門用語がたくさん含まれており、これを読み込むためには、そのフィールドについての知識が必要でした。そこで、ゼミでは、クリップごとに、ビデオ撮影した映像データとコートの見取り図を使って、専門用語の説明と時間軸に沿った審判員の動きについて照屋君から説明してもらいました。その後に「地」である全体を把握しました。

　以下にクリップ1（表10-3）について、ゼミでのやりとりを示します。この場面で、Xさんはリードの役割をとっています。

戈木C：テクストによるとボールを持ったプレイヤーが右側にいるにもかかわらず、Xさんは、ずっと左前方を向いていますが、いつからどこを見ているのでしょうか？

照屋：後にインタビューでわかったことですが、フリースローライン付近で交差するところ（ボールのないところ）にいる選手を見ていたようです。（映像データを静止して説明）

B：Xさんがトレイルに合図を送っているように見えるのですが、あれはどんな合図ですか？

照屋：Xさん（リード）がYさん（トレイル）にゴール下を見てもらうために合図を送っていたと思われます。この映像を見るとXさんが手を挙げたあと、Yさんは走るのを止めてそこにとどまっているので、少なくともXさんの意図は伝わっていたと思います。この点については、Xさんが無意識にこの動きをしていたことが後のインタビューでわかりました。

D：この合図の方法は、決まったものですか？　それとも試合前に打ち合わせをしておくのでしょうか？

照屋：試合前に審判同士の打ち合わせはありますが、特に合図などについては決まりがありません。インタビューで「2人の協力がすごくうまくいっていましたよね」と聞いたら、「うん、俺も超やりやすかったなって思って。」と答えています。あらかじめ2人の中で話し合われていたかどうかはわかりませんが、お互いに意思疎通ができての行動だったと解釈できると思います。

戈木C：そうすると試合中に審判は、プレイヤーやボールの動きだけでなく、もう1人の審判の動きも見ていないといけないわけですね。

　以上のやりとりは、随所で映像データを確認しながらおこなわれました。照屋君が用意した映像データは、約1分半です。表10-2にあるクリップ1は、わずか17秒間の審判員の動きが詳細に書かれています。映像を通常の速度で見ていると、選手や審判員の動きが速すぎてテクストに書かれている内容をほとんど確認できませんでしたが、スローモーションで見たり、静止して見ることで他の院生にも動きを読み取ることができました。

ビデオ撮影によるデータ収集は、スピードが速い審判員の動きを詳細に把握するための方法として適切だったといえます。

その一方で、「このときにこの選手はどこにいたのか？」「このとき、審判は何を見ていたのか？」というように、映像に映っていない部分がテクストに必要な場合もありました。ビデオカメラで撮ることができる範囲は限界があり、試合中の観察メモが重要であることが改めてわかりました。ところで、映像データを見ながらの確認では、随所で「この選手が〜」や「ここに〜」というような指示語がたくさんありました。誰が読んでもわかるテクストにするためには、「この選手」や「ここ」は、「黒の○番選手」や「ゴールしたスペース」というように、誰もが理解できる言葉に変える必要があります。

また、他の院生からの、「何の合図なのか」、「左を見ているが、何を見ようとしているのか」という質問によって、動きの意味や解釈にあたる部分がテクストに不足していることもわかりました。その点については、以下のようなアドバイスがありました。

> 戈木C：照屋君は、テクストに解釈や評価をあえて入れなかったようですが、解釈や評価がまったく含まれていないと、バスケットに精通している人でも、示されている動きの意味が判断できないと思います。GTAでは、登場人物の考えや判断や感情をもとにして、どのような相互作用と結果が生じたのかをとらえようとするので、データ収集者の解釈とそう解釈した根拠を入れて作成した方がよいと思います。また、先ほどの説明では、試合中に、もう1人の審判員の動きも見ていないといけないわけですね。
>
> 照屋：そうです。
>
> 戈木C：でしたら、審判員同士の相互作用や選手たちとの相互作用についての記述も含める必要がありますね。

照屋君のテクストには、審判員の動きは詳細に記述されていましたが、「なぜ相手に合図したのか」「どうして元の位置に戻ったのか」といった解

釈はほとんど記述されていませんでした。GTA のテクストには、自分が主観的にどのように思ったかということと、どうしてそのように思ったかという根拠を示す必要があることを学びました。

(2)「図」をとらえる

　次に中心となる現象、すなわち「図」をとらえるため、リサーチ・クエスチョンへの答えが得られるような観察ができているかという指標でテクストを検討しました。

　照屋君のリサーチ・クエスチョンは、「2 人制審判で、リードを担当した審判員は、何を予測し行動するのか」です。照屋君が取り上げた 3 つのクリップについて映像データを確認しながら検討しました。その過程で、照屋君は以下のように、リサーチ・クエスチョンへの答えはクリップ 1 にあると述べました。

> 照屋：今回 3 つのクリップをテクストにしたのですが、僕は、一番リサーチ・クエスチョンに沿って観察できたのが、クリップ 1 ではないかと思っています。クリップ 1 の 17 秒間を取り上げた理由は、プレイが変わっていく中で、X さん（リード）が、ゴール下で取った行動に関心をもったからです。X さんはパスが右側に入ったときに、エンドランに沿って左側から右側に移動しています。通常であれば、目の前で起こっているプレイを判断するためにそこ（右側）にとどまると思います。ですが、X さんはすぐに左に戻り、また右側に移動しています。この動きがボールの動きとはまったく連動していないので、何かを見るために戻ったのか、このときに何かを予測していたのではないかと思ってこの部分を取り上げました。

　確かに映像データを見ると、審判員は単にボールの動きを追っているだけではなく、ボールのないところを見ていたり、ボールよりも先に移動したりしています。何らかの意図をもって移動（行動）しているかのように

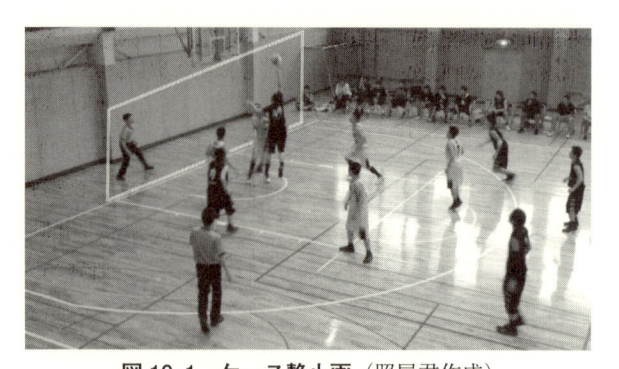

図 10-1　ケース静止画（照屋君作成）
＊ 長方形の枠は、Xさんの移動範囲：表10-2テクストNo.6〜13

見えます。さらに、照屋君は、図10-1にある長方形の枠の範囲で移動する審判の動きについて、「特に審判が右側に動くことに何らかの予測や判断がある」と言い、コート表を用いてゴール下右側への動きに注目する理由を説明しました。

バスケットボールは動きのスピードが速いスポーツであり、状況を正確に把握し誤りのない判定を下すために、審判員は先を見通して動く必要があります。この先を見通すことが予測であり、「卓越した審判員とそうでない審判員とで差が出るのではないか」と照屋君は考えていました。この動きが何らかの**予測**をもった行動だという点は間違いではなさそうです。

さらに、「図」を浮かび上がらせるために、ゼミでは以下のようなやりとりがありました。

戈木Ｃ：このテクストをよりリサーチ・クエスチョンに対応したものにするために、どのようなアドバイスがありますか？
Ｆ：視線のある方向を見ていたのはなぜか、あるいは視線はある方向を向いているのに見ていなかったとしたらそれはなぜかをインタビューで尋ねると意図的に動いているところとそうでないところが明らかになって、そこに判断や予測が見えてきそうな気がします。
戈木Ｃ：そうですね。「左は見えるけれども右は見えない」などと、対象者

がインタビューで語っていることを観察でも深められると、とてもおもしろいテクストになると思います。照屋君のデータには、動作や行為など、たくさんの要素が含まれており、プロパティとディメンションが豊富ですね。たとえば、テクスト2では、"走る方向"が'後ろ向き'とか'並行'とか、すごくたくさんのディメンションが含まれています。'後ろ向き''並行'以外の走る方向も、今後出てきそうだし、走る方向が違うと何が変わるのかを見ると、いろいろなプロセスがとらえられそうで、おもしろいと思います。

　このようなやりとりの中で、試合のどのような場面を観察すればよいのかという焦点も定まってきました。先にも述べた照屋君のテクストに、なぜ動いたか、何を見て（判断して）動いたのかといった解釈にあたる部分の記述を追加すると「図」がきれいにとらえられそうです。
　このテクストの検討を通じて、照屋君は、リサーチ・クエスチョンをさらに「2人制審判で、リードを担当した審判員は、ゴール下において何を予測し行動するのか」と絞り込みました（表10-1〈ゼミ後〉参照）。

3. 観察データとインタビューデータの統合

　ここまでの検討で、照屋君の観察法を用いて作成したテクストには、審判員の動きに関する解釈の部分が不足していたことがわかりました。しかし、ゼミでのやりとりを振り返ると、他の院生から「なぜ動いた？」「目線を向けた理由は？」などという質問を投げかけられるたびに、照屋君は「それはインタビューでわかったことですが、p.xxにあるように～だったからです。」というふうに、その理由を、インタビューデータをもとに作成したテクストから引用してすらすらと答えていました。
　照屋君は、観察法を用いて作成したテクスト以外に、インタビュー法を用いたテクストもゼミの前に配付していましたが、2つの収集法で作成したテクストは別々に扱われていました。

10章　観察法を用いたデータ収集 | *145*

こうした中、照屋君から、以下のような疑問を投げかけられました。

照屋：観察法で作ったテキストでは、動きだけ（ボールの位置、選手の動き、Xさんの動き、目線など）を取り上げて作成しました。そこにどのような意図があったのかは動きだけではわからないので、データに入れてはいけないと思っていましたが、今日のやりとりで、その部分を解釈としてテキストに追加しておけばよかったのだとわかりました。そこで、1つ質問があります。自分の解釈を入れた観察のテキストとインタビューデータから作成したテキストは、別々に分けて分析するのですか？　それとも、一緒にして分析した方がよいですか？

戈木Ｃ：それはいい質問ですね。皆さんはどう思いますか？
　　　インタビューデータと観察データは、別個のテキストにして分析した方がいいでしょうか？　それとも、統合した方がいいでしょうか？

Ｊ：観察のテキストを「補足」する部分にだけ、インタビューデータを使ってまとめるとよいと思います。そのあと、分析は別におこなう。

戈木Ｃ：「補足」ということですね。そうすると、解釈した部分が、インタビューデータで補われた観察法で作成したテキストと、インタビュー法だけで作成したテキストを別々に分析してカテゴリー関連図が別々にできる、そのあとカテゴリー関連統合図を作るということですか？

Ｊ：そうです。

Ｅ：私は、観察データを主とするのなら、行動の意味解釈が必要な部分にインタビューデータの内容を組み込み、テキストを作成して、一緒に分析してもよいのではないかと思います。たとえば、クリップ1の6番から12番の審判員の動きに対して、Xさんがなぜ動いたかを語っているので、その部分を観察のテキストの後に組み込んで、分析した方が、関連図がうまくできるような気がします。

戈木Ｃ：観察法で収集したデータの解釈した部分の根拠を示すために、インタビュー法で収集したデータを入れるという点については、皆さん同じ意見のようです。でも、インタビューデータを観察データに加える程度については、「補足」程度なのか、それとも「統合」と呼ぶほどの量なのか、意見が割れましたね。「補足」だと、収集法別に別個のテ

クストを作って、カテゴリー関連図まで分析を進めてから、出来上がったカテゴリー関連図を統合することになります。「統合」だと、はじめから1つのテキストにして分析することになります。照屋君のデータの場合はどちらがよいでしょうか。

　照屋君の疑問に対する院生の意見は、観察データから作成したテキストにインタビューデータで作成したテキストを組み込むという点では一致していましたが、別々にテキストを作って分析した関連図を統合するのか（3章、図3-1, p.45）、1つのテキストに統合して分析するのか（3章、図3-2, p.46）という点では意見が分かれました。このことについては次のようにアドバイスがありました。

　　戈木C：どちらがよいかは、何が知りたいのか、つまりリサーチ・クエスチョンが何かによると思います。照屋君の場合には、「2人制審判で、リードを担当した審判員は、ゴール下において何を予測し行動するのか」がリサーチ・クエスチョンで、すでに審判員の「ゴール下の動き」に絞ってデータを収集していますから、「統合」したテキストを作成して分析した方がよさそうです。
　　　また、今のところ、観察法を使って収集したテキストが主になっていますが、どちらの方法で収集したものを主にするのかも、リサーチ・クエスチョンによって変わると思います。基本的には、知りたい内容が色濃く出ている方を主にして、他方のデータと一緒にしなくてはなりません。照屋君のリサーチ・クエスチョンで、審判員の「予測」という部分が重要になっているとすれば、これは対象者へのインタビューでしかわからないことなので、今と反対に、インタビューを主にして、それに肉付けをする形で観察データを統合していった方がよいような気がします。

　ここまでの検討で、照屋君のテキストは、① 観察法を用いて作成したテキストに、インタビューデータから解釈の根拠となるものを挿入し、X

さんの行動の意味がわかるようにする。② インタビューデータの中で、「ここのとき…」などと映像を見せている部分に、該当する観察データを統合し、テクストを作成する、その際には、インタビューデータと、観察データが区別できるように記述する、とよいことがわかりました。さらに、照屋君のリサーチ・クエスチョンをもとに考えると、インタビューデータを主軸にして観察データを統合し、テクストを作成した方がよいこともアドバイスされました。

　これらのアドバイスを踏まえ、修正を加えながら作成し直したテクストは、次章の分析（11章、表11-1）にありますので、参照してください。

4. データ収集後の理論的サンプリング

　最後に、データ収集後の理論的サンプリングをおこないました。照屋君の場合、次にどのような場面を観察すればよいのか、ゼミの参加者からは、以下のような意見が出されました。

> F：担当する試合の種類（たとえば国際試合とかリーグ戦とか）によって、反則の取り方が変わってくる可能性があるので、同じ審判員の違う試合を観察するのもよいと思います。
> C：観察データを読むと、意識的に動いていることと、無意識で動いていることがあるように思うので、それらが区別できるように質問する方法を考えてはどうでしょうか。また、審判員としてやらなければならないことと、この審判員だからこそできる事項と区別するようなデータ収集ができると、上級審判員ならではの判断とか行動が見える気がします。
> I：ある程度予測していたからうまく反則が判定できるという場合もあるでしょうし、反則があると思い込んでいたために、反則じゃないのに、反則をとってしまう場合もあると思います、「いくつくらい先を読んで動いているのか」を尋ねてみるのもおもしろいと思います。

戈木C：インタビューの時期をかえてもおもしろいと思います。今回は観察直後にインタビューをしています。直後だからこそ、話し手に記憶が残っていることはメリットですが、反対に、分析をした後でインタビューすると、より質問を絞って確認できるというメリットがあります。可能ならば両方共おこなうとよいですね。

B：インタビューでもう少し質問の仕方を変えてはどうでしょうか。たとえば、予測をどのように立てているのかを知るために、「このときに何を予測していたのですか？」というふうにストレートに聞いてみると、その予測が当たっていたか否かによって判断の正確さが評価できると思います。

　このように、データ収集の段階から今後のデータを収集する対象と、収集する内容について検討します。照屋君の場合、リサーチ・クエスチョンに基づいて考えるとインタビュー法を用いたデータが主軸になることがわかってきましたから、理論的サンプリングでは、観察場面、内容と合わせて、インタビュー内容についても意見が多数ありました。データ収集における理論的サンプリングは、良いデータを効率よく収集するために重要ですから、データ収集を1つ終えたら必ずおこないます。

5. 院生の学び

　ゼミでは、観察法を用いて作成したテクストを検討する過程で、観察データとインタビューデータを統合してテクストを作成するという新たな方法を学びました。照屋君と院生には、どのような学びがあったでしょうか。以下に、院生のゼミ日誌を紹介します。

> 今回のゼミでは"当事者としての視点"と、"研究者としての視点"のバランスを保つために、改めて研究法の理解が重要なことがわかった。研究をおこなうフィールドが特殊であればあるほど、研究者にはフィールドに

関する知識や理解が求められる。私の扱うバスケットボールの審判というフィールドも特殊であり、バスケットボールの選手としての経験がある人でさえも理解できない世界である。したがって研究者である私自身が、これまで選手やコーチの経験もある審判員であることは、研究をおこなう上での強みである。しかし、一方で、そこには思い込みやバイアスが生じるという大きな危険があるとも思う。このような危険を回避するための手段としても研究法の理解が重要であり、しっかりと研究法を理解していれば、テクストを検討する際にも、分析を進めていく際にも、それがデータから言えることかどうか立ち返ることができる。研究法についてしっかりと理解を深めなければと背筋が伸びた今回のゼミであった。（照屋）

　今回のゼミでは、観察で観た審判員の視線の方向にプラスして、審判員が本当に見ていたもの、あるいは気にかけていたものをとらえるために、インタビューが有効であり、それに観察で得られたデータを統合するという方法をゼミで学びました。スポーツは行為そのものであるために、観察が適しているように思いがちですが、審判員が本当のところ何を見ていたのか、何を気にかけていたのかは、認知に関わる部分であるため、インタビューを通してしか把握し得ないと思います。リサーチ・クエスチョンに基づいてデータ収集の方法が選択されるということを改めて学びました。（Fさん）

　このように、院生たちは、観察法を用いる場合、誰もが情景が目に浮かぶようなテクストを作成する際の留意点や、2つのデータ収集法で得られたデータをリサーチ・クエスチョンに基づいて、どちらかに主軸をおいて統合する方法を学びました。研究法の理解に加え、リサーチ・クエスチョンに基づいて、テータ収集の方法が選択されるなど、データ収集において、リサーチ・クエスチョンが重要になることを改めて学びました。

11章
インタビューデータに観察データを加えた テクストの分析

岩田洋子

　この章では、インタビューデータに観察データを加えたテクストの分析について、1. ゼミの概要、2. 統合テクストの検討、3. 統合テクストの分析、4. 院生の学び、の順に紹介します。

1. ゼミの概要

　今回のゼミでは、インタビューデータに観察データを加えた、統合テクストを分析する方法について学びました。分析には、前章で紹介した照屋君（仮名）が作成した統合テクスト（表11-1）を使用しました。このテクストは、「バスケットボールの試合中の審判員の行動」に着目して観察したあと、試合の各シーンを映像で振り返りながら観察した審判員が「予測」についてどのように考えて実践しているかをインタビューで語ってもらうという手順で収集した2つのデータを1つのテクストに統合したものです。
　参加者は、あらかじめ配布されたテクスト（表11-1）を各自で分析してから、ゼミに参加しました。ゼミ前半ではテクストとプロパティ・ディメンション・ラベル名について、ゼミ後半ではカテゴリー関連図について検討しました。
　以下のデータに出てくる色は、選手のユニフォームの色を、番号はゼッケンを表していますが、実際のものとは変えてあります。

表11-1 照屋君が作成した統合テクスト

Q：聞き手（照屋君）、X：語り手（審判員）、O：観察データ
色と番号は選手のチームと背番号を示す
文中のアンダーラインは、表10-3 (p.139) に加筆修正した部分

切片番号	元の番号	切片化したテクスト	位置関係と動き	プロパティ	ディメンション	ラベル
1	Q.21	じゃあ次は、映像を見ながらお話していきたいんですが、Xさんが1リードオフィシャルの場面です。				
2	O.1	Xさんはエンドラインから見て右45度、スリーポイントラインから約2メートル離れた黄のベンチ前から、黄22番のゴール下のショットを見ている。				
3	O.2	ショットが成功し、攻守が切り替わると、後向きのままサイドラインと平行に走り出し、同時に右手を振り上げて2得点を認める合図をする。				

4	0.3	ハーフラインを通過する付近で、手を下ろし、合図を止める。その間も（選手間に起こる突発的な出来事に対応するため）、後方から目をそらさない。	
5	0.4	ハーフラインを過ぎると、軽く1度サイドステップを入れて、走り方をそれまでの後ろ向きから、進む方向に向かって変え、その間も（選手間に起こりうる突発的な出来事に対応しようと）後方から目をそらさず、左肩口から後方の選手集団を見守る。	
6	0.5	フリースローラインを越える辺りで、先頭を走る黄33番と黒49番を追い抜き、走るスピードを緩め、後ろ向きで歩きながら大きく3歩でエンドラインを越える。	

切片番号	元の番号	切片化したテクスト	位置関係と動き	プロパティ	ディメンション	ラベル
7	Q22	エントリーは右側（画面を指差しながら）。で、右から左側に戻って、また右側に行って……っていう動き。今のこの中で、何考えてるかを教えてもらってもいいですか？				
	X23	じゃあいきましょう。まず最初にボールのエントリー（攻めある方向のコートに入ってくること）は、リードから見て右側でした。右側でポストプレイ（黒2番・黄24番）があって、その（ポスト）プレイを見るために右に寄りました。				
8	O.6	Xさんはエンドラインを越えるとすぐに、エンドラインから見て右側のボール（制限区域側のフリースローライン側の角）にいる黄24番に背中を向けて黒2番がボールをもらおうとしているポストプレイに目を向ける。	(図: X、黄33,黒49、黄24、黒2)			

9	0.7		エンドラインと平行に全速力で走り、ゴール下を越えて制限区域の端に内側の足（左足）が来るところで止まる。
10	0.8		止まるのとほぼ同時に黒2番にボールが入る。トレイルオフィシャルのYさんも走ってボールを持っている黒2番に近づき、Xさんが立ち止まるのとほぼ同時にボールの入った黒2番に近いフリースローラインの延長上あたりで止まる。
11	0.9		黒2番がコート内側を見ながら、黄24番を背にして右手でドリブルを始めると、Xさんはフリースローライン付近で交錯するオフボール（ボールを持っていないところ）の選手に顔を向け、

切片番号	元の番号	切片化したテクスト	位置関係と動き	プロパティ	ディメンション	ラベル
12	O.10	エンドラインと平行に黒2番・黄24番から遠ざかる方向に向かって大きく1回サイドステップをする。	(図)			
13	O.11	エンドラインから見て左側に走りながら、一瞬、掌を広げた右腕をYさんの方向に挙げる。				
14	X.24	まず最初の（Yさんとの責任範囲の）受け渡しの部分、黒2番と黄24番のコンタクトを見に来て右に寄りました。				
15	X.25	だけどもYさんが降りてきた（トレイルオフィシャルの相手審判がベースラインに近づいてきた）ので…。				
16	O.12	再度ゴール下を越えて戻り、制限区域の端に内側の足（右足）が来るところで止まり、足を肩幅に開き、エンドラインに正対して正面（黒49番）を見ている。	(図)			

17	O.13	Yさんは黒2番のいる高さまで走りながら、止まる直前に軽く(左手を<u>Xに対して</u>)挙げる。<u>X</u>黄24番と黒2番以外の選手はいずれも、エンドラインから見て左側のサイドにいる。			
18	Q.26	相手審判の位置を見て?			
19	X.27		そうだね。Yさんが(近づいて)来たので、(自分は)左側の方を優先させて。		
20	X.28			でもこの最初のエントリーの時には、左の方に優先すべきプレイがなかったので、それがあるとやっぱ答れないと思うんだけども、寄って、(バスが)入った。	
	X.29				Y(バスが)入った後、Yさんが(近づいて)来たので、左に行く。そういう感じだな。

11章　インタビューデータに観察データを加えたテクストの分析

切片番号	元の番号	切片化したテクスト	位置関係と動き	プロパティ	ディメンション	ラベル
21	0.14	黒9番と黄22番がXさんの前を横切り、ゴール下を通過、目の前を横切る黒9番についても顔を振って注視する様子はない。				
22	0.15	エンドラインから見て右側のローポストで、黒9番が黒2番からのボールを受けるが、Xさんはボールをとそれを守る黄24番、黒2番の選手は見ていない。				
23	0.16	顔はフリースローライン付近に位置する黒49番に向けられている。				
24	0.17	黒9番がボールを受けるのと同時に、黒49番が動き始めると、Xさんも右側に向かって走り、外側の足(右足)が制限区域の端に来る位置で肩幅よりも少し大きく足を開いて止まる。				

		O	Q	X
25	O.18	その間（黒49番に合わせて移動する間）ずっと、フリースローライン辺りからゴール下に走り込む黒49番を見ている。		
26	O.19	ボールを受けた黒9番を見る様子はない。		
27	Q.30		この後、もう1回右側に戻ってくるのは、何を見に戻ってきたんですか？	
	X.31			戻ってきて、そうだよね、今度はこのだよね、(黒9番にパスが)入った後、黒49番のカッティング、要は黒49番が入ってくるプレイに対して、見に行かなきゃいけないな。
28	Q.32		それはこっちじゃなくて？(画面上の黒9番を指して)	
	X.33			こっち(ボールを受けた画面上の黒9番を指しながら)にボールが入った後、その後黒49番の動き出しが見えたので。

切片番号	元の番号	切片化したテクスト	位置関係と動き	プロパティ	ディメンション	ラベル
29	Q.34	あー、なるほど。じゃあ黒49番と黄33番が入って来なくてもこっち（右側）には来ましたか？				
30	X.35	黒49番と黄33番が入って来なかったらたぶん（右側に）行ってないと思う。				
30	Q.36	行ってない。ここ（黒9番、黄22番がいる場所）はトレイルから見えるってことですか？				
31	O.20	黒49番はゴール下で黄33番に背を向け、黒9番からのパウンス・パスを受ける。一連の動作で左足を引き、左手で1つついたドリブルを空中で取り上げ、左に45度回転して、両足で着地。ボールを持った右手を大きく振り上げてフックショットする。				

32	0.21	Xさんは自分から離れていく黒49番と黄33番のプレイを外側の端に来る位置で動かずに見届け、ショットのボールが手から離れるのとほぼ同じタイミングで左に2回サイドステップで移動する。	33	X.37	実際、(Yさんは)ここまで(フリースローライン)よりも低く、エンドラインに向かって)降りてきてくれてるし。
34	X38	でも最後の1on1のとこちらはトレイルだと判断しにくいかな。	35	0.22	ショットが成功すると、スローインをする黄22番を見ながら、Xさんは左に向かって軽く走る。制限区域の端とスリーポイントラインの間辺りでエンドラインを越えてコート内に入ると、スピードを緩め、歩いている。

2. 統合テクストの検討

10章で紹介したように、照屋君は、観察テクストから「一番おもしろく、リサーチ・クエスチョンに対応すると思われる試合の1クリップ（約17秒間）」を選択し、ゼミでの観察テクストの検討結果を受けて、再度、映像を見返してテクストを修正しました（表11-1のアンダーライン部分）。照屋君の設定したリサーチ・クエスチョンは「2人制審判で、リードを担当した審判員は、ゴール下において何を予測し行動するのか」です。照屋君は、インタビューで同じシーンについて語られている部分を選択して、インタビューのテクストに観察のテクストを加えました（表11-1）。

以下、統合テクストについて、(1) リサーチ・クエスチョンに応じた統合、(2) 質の高いテクストの作成の順に説明します。

(1) リサーチ・クエスチョンに応じた統合

GTAでは、テクストの読み込みが終わったら、切片化してバラバラにします。このとき、各切片の示す意味がわからないようでは分析ができないので、切片に補足を入れたり、元のデータのどの切片かがわかるように、テクストに番号を付けておく必要があります。統合テクストの場合も同様に、切片に補足を入れたり、テクストに番号を付けておくのはもちろんですが、それにくわえて、観察した対象者の行動と、インタビューで対象者がその行動の意図を語っている部分とが、同じ内容を示していることがわかるように明示しておかなければなりません。では、照屋君はどのようにテクストを統合したのでしょうか。

> 照屋：僕はまず、インタビューのテクスト、観察のテクストごとで、切片に通し番号を付けました。それから、審判員Xさんが映像の1シーンを見て話しているインタビューのテクストに、同じシーンの観察テク

表11-2 メモの工夫

切片番号	元の番号	切片化したテキスト	プロパティ	ディメンション	ラベル
7	Q.22	エントリーは右側（画面を指差しながら）。で、右から左側に戻って、また右側に行って…っていう動き。今のこの中で、何考えてるかを教えてもらってもいいですか？	語りが示している行動	切片8〜9	ポストプレイを見るために近づく
	X.23	じゃあいきましょう。まず最初にボールのエントリー（攻める方向のコートに入ってくること）はリードから見て右側でした。右側でポストプレイ（黒2番・黄24番）があって、その（ポスト）プレイを見るために右に寄りました。			

ストを挿入しました。テクストを統合するのは初めてだったので、切片をどのように挿入すればよいか迷ったのですが、インタビューと観察の切片の形は崩さずに、前後に並べていきました。そして最後に、切片に新たな通し番号を付けました。

　照屋君は、インタビューの語りの該当する部分に観察テクストを挿入し、テクストを前後に併記した形で統合テクストを作成しました（表11-1）。その後、統合テクストの各切片には新たな番号とともに、元の番号を付けて、分析作業が進んでも切片の出どころが確認できるようにしています。表11-1の切片番号の網かけ部分がインタビュー部分です。

　このような場合は、インタビューと観察のテクストは別々の切片とし、それぞれからプロパティとディメンションを抽出するので、どの切片とどの切片が同じ内容を示しているのかがわかるような工夫が必要です。たとえば、インタビューの語りである切片7は、観察の切片8〜9と同じ内容を示していますので、切片7のプロパティ欄に"語りが示している行動"、

11章　インタビューデータに観察データを加えたテクストの分析

ディメンション欄に'切片8〜9'とメモをしておくとよいと思います（表11-2）。

ゼミでは、同じように2つの方法を併用して研究をおこなっている参加者から、以下のような方法が紹介されました。

> 三橋：私の場合、観察をしてからインタビューに行くまでに少し期間を作って、先に観察テクストを分析して、私自身が推測した「対象者の行為の意図」をとりあえずメモとして書いておき、その推測が妥当かをインタビューで確認するようにしています（12章の三橋さんの分析を参照）。もともとは両方のテクストを別々に分析していたのですが、観察だけでは、「対象者の行為の意図」を読み取ることが難しいので、切片の扱いに困ることがよくありました。今は、観察テクストに、インタビューで聞いた「対象者の行為の意図」を括弧付きで書き込み、"対象者の行為の意図"というプロパティをあげてから、観察とインタビューを同時に分析しています。
>
> 照屋：じゃあ、観察とインタビューの両方から得たものを、1つの切片として扱う部分もあるということですか？
>
> 三橋：そうです、1つの切片の中に入っています。

三橋さんの研究では、観察を主軸として、インタビューを補足として使っています。観察だけでは判断が難しい「対象者の行為の意図」をインタビューで確認しながら、観察の切片に入れる形で1つの切片として分析しているようです。三橋さんの場合は、1つの切片に観察とインタビューの両方のデータが含まれており、観察を主軸にしているので観察の分量の方が多くなります。（三橋さんの研究の詳細については、12章を参考にしてください。）

(2) 質の高いテクストの作成

さて、8章でも説明したように、収集したデータから作成した観察テク

ストは、誰が読んでも状況が目に浮かぶように、かつ意味がわかるように補足されていることが重要です。収集したデータがリッチなデータであるかどうかは、最終的には、実際に分析をしてみないと判断できません。まずは、照屋君が作成した統合テクスト（表11-1）を見てみましょう。

　表11-1の切片2を見てください。「Xさんはエンドラインから見て右45度、スリーポイントラインから約2メートル離れた黄のベンチ前から、黄22番のゴール下のショットを見ている。」という観察データから作成したテクストです。角度や距離が細かく記述されて、Xさんの状況がよく思い浮かびます。この切片2について、ゼミでは次のようなやりとりがありました。

> A：切片2のXさんの「見ている」行為は、ショットを観察しているという意味でとっていいのでしょうか？
> B：うーん、データには「見ている」としか表現されていないので、観察とは言い切れないと思います。
> 戈木C：データを収集した照屋君はどう思いますか？
> 照屋：顔の方向はショットの方向を見ていたとしても、「ぼーっと見ている」だけなのか「意図的に見て」いるのかは本人に聞かなくてはわからないものなので、「見ている」という表現以外の名前を付けられないと思いました。
> 戈木C：観察したことの記述だけだと、判断ができないということですね。

　指摘があったように、切片2では、Xさんがどのような意図でゴール下のショットを「見て」いたかの理由を判断できるようなデータが含まれていません。観察者の解釈とその根拠を細かく入れる努力をしたとしても、観察だけでは観察者の推測の域を出ない部分が生じ、分析が難しくなってしまうことがあります。

　続いて、切片9を見てください。切片9は、「エンドラインと平行に全速力で走り、ゴール下を越えて制限区域の端に内側の足（左足）が来るところで止まる。」というXさんの動きを示す記述です。ゼミでは、以下の

ような指摘がありました。

　　C：私はこの切片では、〈全速力の移動〉としかラベル名が付けられないと思いました。
　　戈木C：映像を見ると確かに〈全速力の移動〉なんですけど、「何のための」という行動理由や行動目的が出ていないと、切片の示す意味や切片の違いが把握できません。
　　照屋：なるほど、テクスト自体に、その人がなぜ行動しているのかが書かれていないのが問題ですね。
　　戈木C：このような場合に、インタビューデータが役に立ちませんか？
　　照屋：あっ！　このシーンでのXさんの行動理由は切片7で語られていたので、入れておく必要があったと今、気づきました。

　ゼミで指摘されたように、切片9ではXさんが移動した事実に関する記述しかありません。しかし、切片7の語りでは、「その（ポスト）プレイを見るために右に寄りました」と、切片9でXさんが行動を起こしたことの動機や目的である意思の部分が語られています。この切片7があることによって、切片9のXさんの行動は、ポストプレイを見るための全速力の移動だったことが裏付けされたことになります。したがって、切片9のプロパティ欄に"移動の理由"、ディメンション欄に'（ポスト）プレイを見るため［切片7より］'と根拠を加えることができます。
　切片9だけを見てラベル名を付けると、〈全速力での移動〉となりますが、切片7のインタビューの語りから、なぜこのような移動をしたのかの理由を追加できるだけで、〈プレイを見るための全速力移動〉という行動目的が入ったラベル名を付けることができることを院生たちは学びました。

3. 統合テクストの分析

　ここからは、照屋君が作成した統合テクスト（表11-1）の分析について

表 11-3　担当の院生が作成したラベル名の一部

切片番号	ラベル名
1	リードの場面
2	ショットの観察
3	後ろ向きの走りと合図
4	合図の終了と後方の注視
5	方向の切り替えと後方注視の継続
6	先頭選手を追い抜き後ろ向きで歩く
7	ポストプレイを見るために右に寄る
8	ポストプレイに目を向ける
9	全速力での移動
10	全速力での移動
11	オフボールの選手に目を向ける
12	遠ざかる方向へのサイドステップ
13	相手審判員への（合図）
14	（責任範囲の）受け渡し

の、ゼミでのやりとりを紹介します。ゼミでのラベル名（表 11-3）についてのやりとりを紹介しながら、(1) ラベル名の付け方について説明します。その後、カテゴリーとカテゴリー関連図の作成過程での意見交換をもとに、(2) カテゴリーの作り方とカテゴリー同士の関連づけ、(3) 理論的サンプリングについて説明します。

(1) ラベル名の付け方

データ収集の前に設定していたリサーチ・クエスチョンは、分析のどの段階で影響するでしょうか。ここでは、プロパティ、ディメンションを抽出し、ラベル名を付ける段階で、リサーチ・クエスチョンがどう影響するのかを説明します。

　ある院生が提示したラベル名（表 11-3）を検討しながら、ゼミでは次のようなやりとりがありました。

　　A：全体のラベル名は、主語が X さんとなっているようですが、主語が誰

なのかがわからないラベル名があります。主語がXさん以外の切片については、審判員であるXさんから見てどうなのかがわかる表現にしておいた方が切片を扱いやすいのではないでしょうか。

戈木C：それはすごく大事な点ですね。照屋君のリサーチ・クエスチョンが「審判員がゴール下において何を予測し行動するのか」であることを考えると、試合の中で起こっていることにXさんがどう関与しているかを書いておくといいと思います。

たとえば、切片10は〈全速力での移動〉という切片9と同じラベル名が付いていますが、行動の主体はXさんではなく相方の審判員のYさんです。このままのラベル名では、切片をバラバラに分けたあとに違いがわからなくなり、Xさんの行動とYさんの行動が混ざった状態で分析が進んでしまう危険性が生じます。

照屋君のリサーチ・クエスチョンは、「2人制審判で、リードを担当した審判員は、ゴール下において何を予測し行動するか」だったので、リサーチ・クエスチョンに応じて、切片10のラベル名をXさんから見た表現である〈相手審判員の近づき〉などに変更した方がよいと思われます。

続いて、分析の初めからリサーチ・クエスチョンを意識しすぎてしまった例を見てみます。

C：私はリサーチ・クエスチョンをどこまで意識するかが難しいと思いました。切片27で、「戻ってきて、そうだよね、今度はこの後、（黒9番にパスが）入った後、黒49番のカッティング、要は黒49番が入ってくるプレイに対して、見に行かなきゃいけないな。」とXさんが語っているデータがあります。私は照屋君のリサーチ・クエスチョンに関連するXさんの発言で、審判員が次に起こることを予測しているように思えたので、ラベル名に〈～の予測〉と付けました。これはよいのでしょうか？

戈木C：「予測」という言葉をラベル名に入れたいということですか？

C：「予測」という表現に関連するプロパティやディメンションは、この切

片からは出すことができませんでしたが、リサーチ・クエスチョンから考えると予測しているかどうかは大事だと思うので、「予測」という表現を入れておきたいと思ったんです。

　照屋君のリサーチ・クエスチョンを意識してデータを見ると、Cさんの発言のように、予測という表現をラベル名に付けたい気持ちになるものですが、データ分析の始めから、リサーチ・クエスチョンを意識しすぎると、データには出ていないのにリサーチ・クエスチョンに合わせた形でラベル名を付けてしまう可能性があります。切片27を見ると「見に行かなきゃいけないな」とは言っているものの、予測と言い切ることができるまでの語りではありません。このような場合は、プロパティ欄に"（予測した）プレイの内容"、ディメンション欄に'黒49番が入ってくるプレイ'のように、データには出ていないけれども想定されるプロパティとして、括弧付きで書いておくとよいと思われます。

(2) カテゴリーの作り方とカテゴリー同士の関連づけ

　ゼミの後半では、カテゴリーの作り方とカテゴリー同士の関連づけについて学びました。ここからは、照屋君が作成したカテゴリー関連図A（図11-1）をもとに、(a) カテゴリーの作り方、(b) パラダイムの分類、(c) カテゴリー同士の関連づけ、(d) 中心となるカテゴリー（現象名）の選択、の順に説明し、その後、私たちが作成したカテゴリー関連図B（図11-2）を使って、(e) 分析の焦点を絞る、(f) リサーチ・クエスチョンとカテゴリー関連図が示す現象との一致の確認、について説明します。

(a) カテゴリーの作り方

　分析の章で説明されたように、ラベル名を付けたら、似たラベルを集めてカテゴリーを作り、カテゴリー名を付けます。統合テクストの場合も同じように、インタビューのテクストか観察テクストかに関係なく、ラベル名を見ながら、カテゴリーを作っていきます。

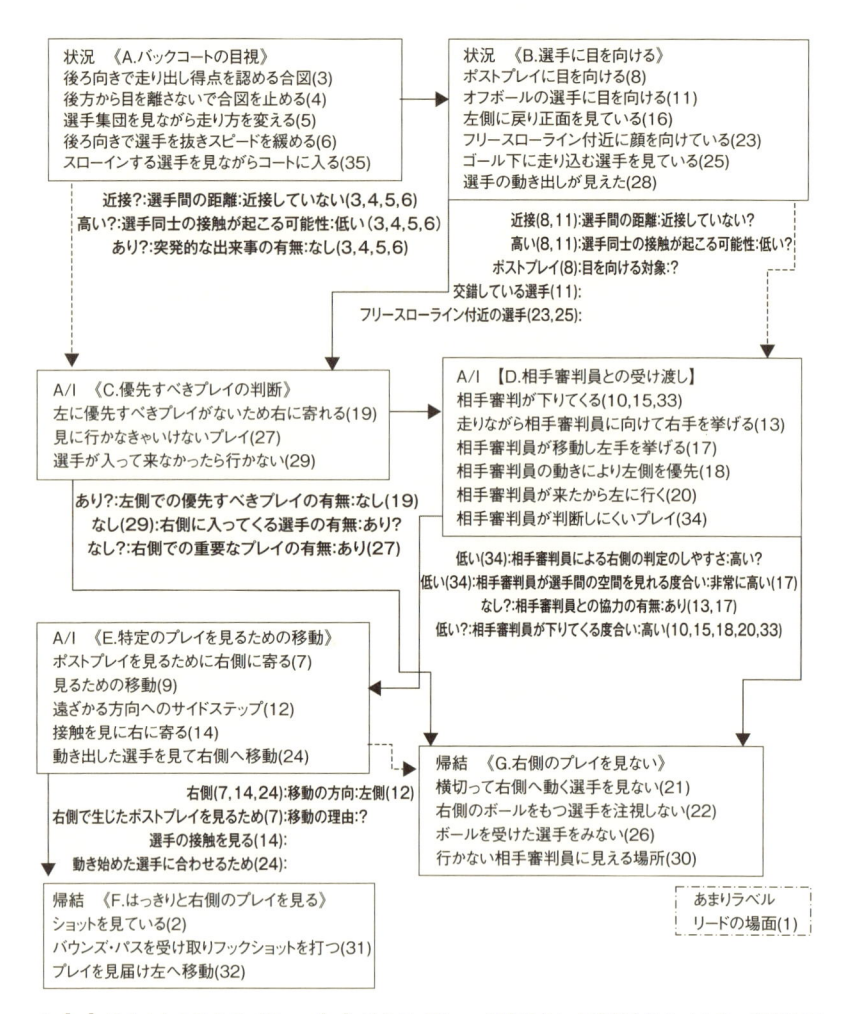

```
┌─────────────────────────────────┐                    ┌─────────────────────────────────┐
│ 状況 《A.バックコートの目視》      │                    │ 状況 《B.選手に目を向ける》       │
│ 後ろ向きで走り出し得点を認める合図(3)│                   │ ポストプレイに目を向ける(8)       │
│ 後方から目を離さないで合図を止める(4)│                   │ オフボールの選手に目を向ける(11)  │
│ 選手集団を見ながら走り方を変える(5)  │──────┐           │ 左側に戻り正面を見ている(16)      │
│ 後ろ向きで選手を抜かすスピードを緩める(6)│    │           │ フリースローライン付近に顔を向けている(23)│
│ スローインする選手を見ながらコートに入る(35)│  │           │ ゴール下に走り込む選手を見ている(25)│
└─────────────────────────────────┘    │           │ 選手の動き出しが見えた(28)        │
                                        │           └─────────────────────────────────┘
    近接?:選手間の距離:近接していない(3,4,5,6)          近接(8,11):選手間の距離:近接していない?
    高い?:選手同士の接触が起こる可能性:低い(3,4,5,6)     高い(8,11):選手同士の接触が起こる可能性:低い?
    あり?:突発的な出来事の有無:なし(3,4,5,6)            ポストプレイ(8):目を向ける対象:?
                                                        交錯している選手(11):
                                                        フリースローライン付近の選手(23,25):
```

```
┌─────────────────────────────────┐    ┌─────────────────────────────────┐
│ A/I 《C.優先すべきプレイの判断》  │    │ A/I 【D.相手審判員との受け渡し】│
│ 左に優先すべきプレイがないため右に寄れる(19)│  │ 相手審判が下りてくる(10,15,33)  │
│ 見に行かなきゃいけないプレイ(27)  │    │ 走りながら相手審判員に向けて右手を挙げる(13)│
│ 選手が入って来なかったら行かない(29)│    │ 相手審判員が移動し左手を挙げる(17)│
└─────────────────────────────────┘    │ 相手審判員の動きにより左側を優先(18)│
                                         │ 相手審判員が来たから左に行く(20)│
    あり?:左側での優先すべきプレイの有無:なし(19)│ 相手審判員が判断しにくいプレイ(34)│
    なし(29):右側に入ってくる選手の有無:あり?   └─────────────────────────────────┘
    なし?:右側での重要なプレイの有無:あり(27)
                                                 低い(34):相手審判員による右側の判定のしやすさ:高い?
                                                 低い(34):相手審判員が選手間の空間を見れる度合い:非常に高い(17)
                                                 なし?:相手審判員との協力の有無:あり(13,17)
                                                 低い?:相手審判員が下りてくる度合い:高い(10,15,18,20,33)

┌─────────────────────────────────┐
│ A/I 《E.特定のプレイを見るための移動》│
│ ポストプレイを見るために右側に寄る(7)│
│ 見るための移動(9)                 │
│ 遠ざかる方向へのサイドステップ(12) │
│ 接触を見に右に寄る(14)            │    ┌─────────────────────────────────┐
│ 動き出した選手を見て右側へ移動(24) │    │ 帰結 《G.右側のプレイを見ない》 │
└─────────────────────────────────┘    │ 横切って右側へ動く選手を見ない(21)│
                                         │ 右側のボールをもつ選手を注視しない(22)│
    右側(7,14,24):移動の方向:左側(12)      │ ボールを受けた選手をみない(26)  │
    右側で生じたポストプレイを見るため(7):移動の理由:? │ 行かない相手審判員に見える場所(30)│
    選手の接触を見る(14):                   └─────────────────────────────────┘
    動き始めた選手に合わせるため(24):
                                                              ┌──────────┐
┌─────────────────────────────────┐                         │ あまりラベル│
│ 帰結 《F.はっきりと右側のプレイを見る》│                    │ リードの場面(1)│
│ ショットを見ている(2)              │                         └──────────┘
│ バウンズ・パスを受け取りフックショットを打つ(31)│
│ プレイを見届け左へ移動(32)         │
└─────────────────────────────────┘
```

* 【 】は中心となるカテゴリー、《 》はカテゴリー、細字はそれを構成するラベル名、数字は切片の番号
* 太字はプロパティ、細字はディメンションを示しています。
* このデータにはないが推測できる関係またはカテゴリーを破線で示し、推測されるディメンションには「?」を記しています。

図11-1　照屋君が作成したカテゴリー関連図 A
【相手審判員との受け渡し】現象に関わるカテゴリー関連図

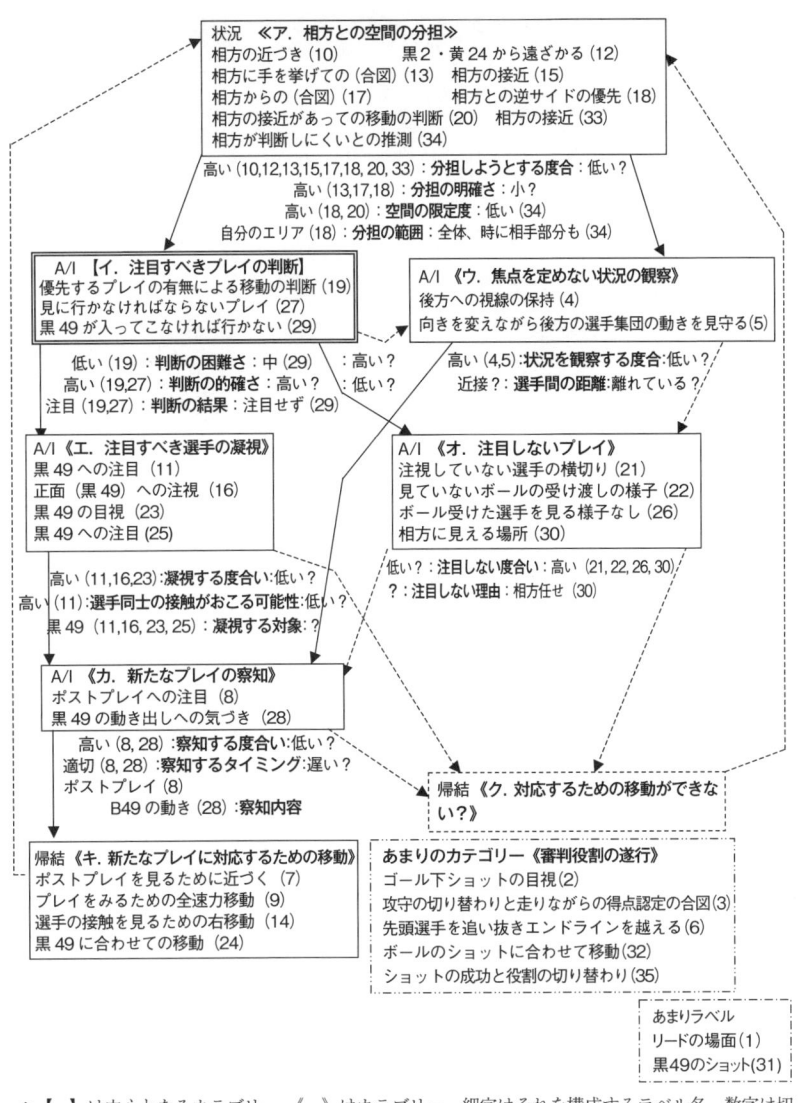

状況 《ア. 相方との空間の分担》
相方の近づき (10)　　黒2・黄24 から遠ざかる (12)
相方に手を挙げての (合図) (13)　相方の接近 (15)
相方からの (合図) (17)　　　相方との逆サイドの優先 (18)
相方の接近があっての移動の判断 (20)　相方の接近 (33)
相方が判断しにくいとの推測 (34)

高い (10,12,13,15,17,18,20,33)：分担しようとする度合：低い？
高い (13,17,18)：分担の明確さ：小？
高い (18,20)：空間の限定度：低い (34)
自分のエリア (18)：分担の範囲：全体、時に相手部分も (34)

A/I 【イ. 注目すべきプレイの判断】
優先するプレイの有無による移動の判断 (19)
見に行かなければならないプレイ (27)
黒49 が入ってこなければ行かない (29)

A/I 《ウ. 焦点を定めない状況の観察》
後方への視線の保持 (4)
向きを変えながら後方の選手集団の動きを見守る (5)

低い (19)：判断の困難さ：中 (29)　：高い？
高い (19,27)：判断の的確さ：高い？　：低い？
注目 (19,27)：判断の結果：注目せず (29)

高い (4,5)：状況を観察する度合：低い？
近接？：選手間の距離：離れている？

A/I 《エ. 注目すべき選手の凝視》
黒49 への注目 (11)
正面 (黒49) への注視 (16)
黒49 の目視 (23)
黒49 への注目 (25)

A/I 《オ. 注目しないプレイ》
注視していない選手の横切り (21)
見ていないボールの受け渡しの様子 (22)
ボール受けた選手を見る様子なし (26)
相方に見える場所 (30)

高い (11,16,23)：凝視する度合い：低い？
高い (11)：選手同士の接触がおこる可能性：低い？
黒49 (11,16,23,25)：凝視する対象：？

低い？：注目しない度合い：高い (21,22,26,30)
？：注目しない理由：相方任せ (30)

A/I 《カ. 新たなプレイの察知》
ポストプレイへの注目 (8)
黒49 の動き出しへの気づき (28)

高い (8,28)：察知する度合い：低い？
適切 (8,28)：察知するタイミング：遅い？
ポストプレイ (8)
B49 の動き (28)：察知内容

帰結 《ク. 対応するための移動ができない？》

帰結 《キ. 新たなプレイに対応するための移動》
ポストプレイを見るために近づく (7)
プレイをみるための全速力移動 (9)
選手の接触を見るための右移動 (14)
黒49 に合わせての移動 (24)

あまりのカテゴリー《審判役割の遂行》
ゴール下ショットの目視 (2)
攻守の切り替わりと走りながらの得点認定の合図 (3)
先頭選手を追い抜きエンドラインを越える (6)
ボールのショットに合わせて移動 (32)
ショットの成功と役割の切り替わり (35)

あまりラベル
リードの場面 (1)
黒49のショット(31)

＊【 】は中心となるカテゴリー、《 》はカテゴリー、細字はそれを構成するラベル名、数字は切片の番号
＊ 太字はプロパティ、細字はディメンションを示しています。
＊ このデータにはないが推測できる関係またはカテゴリーを破線で示し、推測されるディメンションには「？」を記しています。

図11-2　私たちが作成したカテゴリー関連図 B
【注目すべきプレイの判断】現象に関わるカテゴリー関連図

では、照屋君が作成したカテゴリー関連図A（図11-1）を見てください。ここには7つのカテゴリーが示され、カテゴリー同士の関連づけは、カテゴリーのプロパティとディメンションとともに矢印で表現されています。これら7つのカテゴリーの作り方はどうでしょうか。

　　戈木C：カテゴリー《B．選手に目を向ける》の、切片28〈選手の動き出しが見えた〉というラベルは、このカテゴリー名に合うでしょうか。
　　照屋：合うと思ったのですが…。
　　戈木C：データは「黒49番の動き出しが見えたので」という内容です。この「〜ので」という表現は、理由を示す表現として重要だと思うのですが、いかがでしょうか。
　　照屋：なるほど、そこまで考えませんでした。「〜ので」という表現の意味するものをよく考えて、行動理由を示している切片としてラベル名を考えるべきだったんですね。
　　B：これが行動理由を示す切片だとすると、《C．優先すべきプレイの判断》に入れる方がよいと思います。
　　戈木C：その方がよいかもしれませんね。

　このようにゼミの討論の中では、カテゴリー関連図Aの、カテゴリー《B．選手に目を向ける》に合わないラベルが指摘されました。カテゴリー《B．選手に目を向ける》は、切片8、11、16、23、25、28の6つで成り立っています。この6つの切片がカテゴリー名に合っているかどうかを確認してみると、切片8、11、16、23、25の5つは、Xさんが目や顔を特定の方向に向けて見ているという内容なので、《B．選手に目を向ける》というカテゴリー名に合っています。しかし、〈選手の動き出しが見えた（28）〉では、「黒49番の動き出しが見えたので」と、選手に目を向けることよりも選手の動き出しが見えたために、何かを判断するに至った行動理由を示しているといえます。したがって、審判員の判断を示すカテゴリーである《C．優先すべきプレイの判断》に入れた方がよさそうです。
　《F．はっきりと右側のプレイを見る》というカテゴリーも、カテゴリー

名と切片が合わないという指摘がありました。《F. はっきりと右側のプレイを見る》は、切片2、31、32の3つで成り立っています。〈バウンズ・パスを受け取りフックショットを打つ (31)〉は、選手のプレイ内容を示している切片ですから、審判員の行為を示すこのカテゴリーに入っているのは、おかしいといえます。残りの〈ショットを見ている (2)〉、〈プレイを見届け左へ移動 (32)〉の2つは、選手のショットを見るという審判員の行為を示してはいますが、この2つの切片に、見ているのが右側のプレイなのかどうか、はっきりと見ているのかどうかは示されていません。したがって、《F. はっきりと右側のプレイを見る》というカテゴリー名と、これら3つの切片が合致していないことがわかります。カテゴリー名を見直すか、カテゴリーの作り方自体を見直した方がよさそうです。

(b) パラダイムの分類

次に、カテゴリー同士の関連を見てみましょう。カテゴリー関連図Aで、7つのカテゴリーは、2つが「状況」、3つが「行為／相互行為」、2つが「帰結」に分類されています。「状況」が2つ設定されていることについて、ゼミでは以下のような指摘がありました。

> 戈木C：なぜ「状況」が2つあるのでしょうか？
> 照屋：「状況」を2つ設定するのはおかしいと思ったのですが、《A. バックコートの目視》と《B. 選手に目を向ける》のどちらを「状況」にするか迷いました。もしかしたら、この2つを1つのカテゴリーにすればよいのか…、とも考えました。
> 戈木C：この2つのカテゴリーが、どういうカテゴリーなのかを明確にする必要がありますね。2つの違いは何でしょうか？
> 照屋：選手集団を見ているか、そうでないかの違いです。
> 戈木C：それだけでしょうか。これらに含まれる切片を見ると、《A. バックコートの目視》は、何かが起こっても起こらなくても審判員の役割として集団を見ているという内容で、《B. 選手に目を向ける》は、特定の選手に注目して見るという意味合いが含まれていませんか？　異

なるカテゴリーのように思えますが。
照屋：2つが違うカテゴリーだとすると、《A．バックコートの目視》と《B．選手に目を向ける》のどちらかが「状況」で、どちらかが「行為／相互行為」ということでしょうか？
D：僕は《A．バックコートの目視》は、何も起きていない場面なので、余るカテゴリーとして、この現象に入れない方がよいのではないかと思います。
E：常に集団を見守ることが審判員の役割としてあるのなら、《A．バックコートの目視》を別の現象と考えるより、見守るという前提がある中で、何かきっかけが生じて物事が進んでいくと考えた方がよいのではないでしょうか。

　「状況」に設定された2つのカテゴリーを1つのカテゴリーとしてまとめられるかもしれないと照屋君は考えていましたが、《A．バックコートの目視》は常に選手集団を見守るという内容を表し、一方の《B．選手に目を向ける》は特定の選手に目を向けるという内容を表しています。2つのカテゴリーが表している内容は異なっているので、同じカテゴリーにするよりも、別々のカテゴリーとした方がよさそうです。
　パラダイムを使って現象を分類する際、それぞれのカテゴリーは何を示しているのか、似たカテゴリーがあれば同じカテゴリーとして1つにまとめられるかどうか、まとめられない場合はその違いは何かを明確にする必要があります。その上で、どのカテゴリーが「状況」や「行為／相互行為」、「帰結」にあたるのかを考えます。GTAで把握したいのは、現象の構造にあたる「状況」が「行為／相互行為」によってどのような「帰結」に至ったのかというプロセスです。「状況」は、現象のきっかけとなる部分ですから、2つあることはありません。もし2つある場合は、1つのカテゴリーにまとめられるか、現象分けがうまくできていない可能性があります。今回の照屋君の分析で、《B．選手に目を向ける》が、場面ごとに何か判断や理由があって審判員が意図的に目を向ける行為を表しているとすると、「状況」ではなく、何か問題や変化が生じたときの対処にあたる「行為／

相互行為」として考えた方がよさそうです。

(c) カテゴリー同士の関連づけ

続いて、カテゴリー同士を関連づけているプロパティやディメンションが適切かどうかを見てみましょう。

> 戈木C：カテゴリー同士の関連はどうでしょうか？ プロパティとディメンションを使って、カテゴリー同士のつながりを説明してください。では、《A. バックコートの目視》ではどうでしょうか？
>
> 照屋：《A. バックコートを目視》している審判員は、"選手間の距離"が'近接しておらず'、"選手同士の接触が起こる可能性"が'低く'、"突発的な出来事"が'ない'場合に、《B. 選手に目を向ける》と考えました。
>
> E：うーん、つながりの根拠であるディメンションが逆だと思います。《A. バックコートを目視》している審判員は、"選手間の距離"が'近接していて'、"選手同士の接触が起こる可能性"が'高く'、"突発的な出来事"が'ある'から、《B. 選手に目を向ける》のではありませんか？
>
> 照屋：特別な状況が起こっているから《B. 選手に目を向ける》のではなく、特別な状況が起こっていないからこそ、審判員は《B. 選手に目を向け》て、《C. 優先すべきプレイを判断》するもととなるプレイを発見していることがすごいと思ったのですが…。
>
> 戈木C：照屋君の思いはそうかもしれませんが、概念同士のつながりはプロパティとディメンションで説明ができなくてはなりません。

照屋君がカテゴリーの関連づけの説明で、プロパティとディメンションを使って概念同士のつながりを説明しようとしている点はよいのですが、あげられているプロパティやディメンションが、つながりの根拠となっていないようです。Eさんの言うように、"選手間の距離"が'近接していて'、"選手同士の接触が起こる可能性"が'高く'、"突発的な出来事"が'ある'場合は、その《B. 選手に目を向ける》可能性が考えられます。

しかし、"選手間の距離"が'近接しておらず'、"選手同士の接触が起こる可能性"が'低く'、"突発的な出来事"が'ない'とすれば、審判員がどの選手に目を向けるのか、なぜ目を向けるのかの判断や動機づけが説明されていないので、照屋君の説明では、カテゴリー同士のつながりが十分に説明できていません。このような場合は、関連づけの根拠となるプロパティを変更するか、カテゴリーのつながりを見直す必要がありそうです。

戈木C：同じように、《B. 選手に目を向ける》から《C. 優先すべきプレイの判断》へのつながりも説明してください。

照屋：《B. 選手に目を向けて》いる審判員は、"選手間の距離"が'近接していて'、"選手同士の接触が起こる可能性"が'高く'、"目を向ける対象"が'ポストプレイ、交錯している選手、フリースローライン付近の選手'である場合に、《C. 優先すべきプレイの判断》をおこなう。

F：うーん、カテゴリーのつながりが逆ではないでしょうか。審判員は《C. 優先すべきプレイを判断》することができるから、特定の《B. 選手に目を向ける》とは考えられませんか？

　審判員が、《B. 選手に目を向ける》ことで《C. 優先すべきプレイを判断》ができるのか、《C. 優先すべきプレイを判断》できるから《B. 選手に目を向ける》のか、を考えるときに、どんな意図があって審判員が選手に目を向け、何のために優先すべきプレイを判断するのかが明確でなくては、どちらのつながりが適切なのかを判断することができません。つまり、《C. 優先すべきプレイの判断》がどのようなカテゴリーかが明確になることによって、特定の《B. 選手に目を向ける》のか、《E. 特定のプレイを見るために移動》するのかを関連づけることができます。「(b) パラダイムの分類」のところで検討したように、《B. 選手に目を向ける》は、何か判断や理由があって審判員が意図的に目を向ける行為を表しているとすると、《C. 優先すべきプレイの判断》ができることによって《B. 選手に目を向ける》という可能性を考えて、プロパティとディメンションでつ

ながりを説明できるかを考えるとよいかもしれません。
　さらに、関連づけの根拠となるプロパティの表現がカテゴリーに合っているかどうかの確認では、次のようなやりとりがありました。

　　A：【D. 相手審判員との受け渡し】は、抽出されているプロパティの表現がカテゴリー名と合っていないと思います。相手審判員に受け渡すものは、何なのでしょうか？　審判員の責任範囲ですか？　そうすると、コート内のどこででも起こることだと思うので、1つ目のプロパティ"相手審判員による右側の判定のしやすさ"のように、右側に限定する理由がわかりません。"相手審判員との受け渡しの度合い""相手審判員との受け渡しのしやすさ"など、カテゴリー名に合った表現のプロパティを使用するべきだと思います。
　　照屋：審判員にとって右側は特別な範囲なのです。見るべき重要なプレイがなければ、あえて右側には移動しません。ですから、リード審判員が右側へ移動したときに、【D. 相手審判員との（責任範囲の）受け渡し】が起こるのだと考えました。
　　B：状況を右側に限定したカテゴリーということでしょうか？　審判員が右側に移動して見るかどうかの判断が重要だという照屋君の考えは正しいかもしれないけど、このデータには、それが出ていないように思います。

　【D. 相手審判員との受け渡し】では、まず、相手審判員と何を受け渡すのかを明確にする必要があるとの指摘がありました。相手審判員との責任範囲の受け渡しだとすると、受け渡すだけでなく相手審判員から受け取ることもありますが、そのような相手審判員とリード審判員との相互作用に関連したプロパティは含まれていません。このカテゴリー名であれば、受け渡しがどうかに関わるプロパティ"受け渡しの度合い"、"受け渡しのしやすさ"などのカテゴリー名に合った表現のプロパティを使ってつながりを見直したり、右側という表現に限定せず"相手審判員による判定のしやすさ"という表現を使用する方がよいと思われます。
　照屋君が作成したカテゴリー関連図Aでは、「帰結」にあたる部分に《F.

はっきりと右側のプレイを見る》、《G. 右側のプレイを見ない》の2つの
カテゴリーが位置づけられています。リード審判員が右側で起こるプレイ
を見るか見ないかを判断することは、審判員の判断としては重要なようで
すが、今回のXさんのインタビューでは明確に語られておらず、この
データでは明らかになっているとはいえません。したがって、次のデータ
収集の際に、確認するべき事項として、メモに記載しておくとよいと思わ
れます。

(d) 中心となるカテゴリー（現象名）の選択

　カテゴリーを作り、カテゴリー関連図を作成する作業の中では、中心と
なるカテゴリー（現象名）をどのように選択するかがポイントとなります。
中心となるカテゴリーの選択がうまくいかないと、カテゴリー関連図に
よってどのような現象を示したいのかがぼんやりとかすんでしまいます。
カテゴリー関連図Aで、中心となるカテゴリーは【D. 相手審判員との
受け渡し】となっています。

　　A：【D. 相手審判員との受け渡し】を中心となるカテゴリーだと判断した
　　　理由は何ですか？
　　照屋：データを収集するときのリサーチ・クエスチョンは、「審判員が何を
　　　予測し行動するか」に関する内容だったのですが、分析を進める中で、
　　　Xさんが、自分に任されている左側の判定ができないリスクを負って
　　　まで、自分の右側で起こる選手のプレイを見るかどうか、【D. 相手審
　　　判員と責任範囲をどう受け渡す】かが、このデータでの特徴的な部分
　　　だと思ったので、中心となるカテゴリーとしました。
　　B：私もこれが、集まったラベルの数が多く、他のカテゴリーとより多く
　　　の実線でつながっているカテゴリーなので、中心となるカテゴリーだ
　　　と思います。
　　C：私はラベルの数だけで判断するのではなく、リサーチ・クエスチョン
　　　に対応する《優先すべきプレイの判断》を中心に設定した方がよいと
　　　思うのですが…。

戈木C：Cさんがおっしゃるとおり、今回はリサーチ・クエスチョンに対応
したカテゴリーが出ているので、それを中心にしたらよさそうですね。

　Bさんが言うように、通常は集まったラベルの数が多く、他のカテゴリーとより多くの実線でつながっているカテゴリーが中心となるカテゴリー（現象名）として選択されることが多いと思います。ただし、カテゴリー関連図Aでは、照屋君のリサーチ・クエスチョンである審判員の「予測」という表現自体は出てきていませんが、《C. 優先すべきプレイの判断》や《E. 特定のプレイを見るための移動》など、審判員の「予測」に少なからず関連すると推測できるカテゴリーがいくつか出ています。そこから、当初のリサーチ・クエスチョンで設定した「2人制審判で、リードを担当した審判員は、ゴール下において何を予測し行動するのか」という問いを、今後、データ収集を続けていく中で明らかにできる可能性があると判断できます。
　必ずしも、集まったラベルの数が多く、他のカテゴリーとより多くの実線でつながっているカテゴリーを中心となるカテゴリー（現象名）として選択する必要はありません。たとえ、今は集まったラベルの数が少なく、他のカテゴリーとよりたくさんの実線でつながっていなかったとしても、リサーチ・クエスチョンに合致したカテゴリーを中心となるカテゴリー（現象名）として選択しておき、今後のデータ収集でよりプロパティやディメンションを増やし、カテゴリー関連図で破線として描いてあるつながりが実線でつなげられるように情報収集を重ねていくこと（理論的サンプリング）が大切であることを学びました。
　もしも、カテゴリー関連図を作成したときに、当初のリサーチ・クエスチョンとかけ離れているような分析結果しか出てこなかった場合には、リサーチ・クエスチョンが現実に起こっている現象に合わなかった可能性があるので、分析結果に合わせて、リサーチ・クエスチョンを修正しなければなりません。

(e) 分析の焦点を絞る

　では、私たちが作成したカテゴリー関連図B（図11-2）をもとに、このカテゴリー関連図をどのように作成したかを説明します。（プロパティ、ディメンション、ラベル名については、表11-4（p.185以下）を参照してください。）今回、私たちはカテゴリー関連図を作成する上で、Xさんが黒49番の選手に注目していることに注目しました。黒49番選手の位置づけについてのゼミのやりとりを紹介します。

> 戈木C：照屋くんは、切片11に〈オフボールの選手を見る〉とラベル名を付けていますが、オフボールの選手イコール黒49番の選手を指しています。分析を進めていくと、何らかの理由でXさんが黒49番の選手にずっと注目していることがわかるので、そういう場合は、ラベル名に黒49番の選手だとわかるように付けておくと分析が進めやすいと思います。
>
> 照屋：確かに、黒49番の選手は、身長が198cmと長身で、このチームの中核となる選手です。このチームの中で重要なプレイヤーであることをインタビューで聞いていれば、〈重要なプレイヤー〉という表現がラベル名に使えます。ですが、今回は黒49番の選手がどういう選手かがわからなかったので、プロパティ・ディメンション・ラベル名に出すことを躊躇しました。
>
> 戈木C：この選手の位置づけがわからないと、今回のデータでのXさんの動きは理解できません。Xさんが、なぜこの選手に特に注目したのかについてインタビューで聞くべきでしたね。

　Xさんが黒49番の選手に注目していることは、最初にデータを読み込む段階で感じ取ってはいたものの、確証はありませんでした。何度もカテゴリーを作り直し、関連図を検討し直していく過程で、なぜこのときにXさんは行動を起こしたのだろうか、なぜこのときに視線を向けているのだろうか、と問いを立ててその答えを模索していきながら、Xさんが黒49番の選手に注目していることが確認できました。そこで、単に選手ではな

く、黒49番の選手なのか、その他の選手なのかがわかるようにラベル名を付け替えました。

その結果、《エ．注目すべき選手の凝視》には、注目すべき選手と考えられる黒49番選手のラベルが集められ、それ以外の選手のプレイは《オ．注目しないプレイ》に集めることができ、カテゴリー同士の関連を見直すことができました。

語りのどの部分が重要か、抽出したどのプロパティが重要かは、プロパティ、ディメンション、ラベル名を付ける作業で判断することは困難です。また、自分の設定したリサーチ・クエスチョンに沿って分析を進めてしまうと、恣意的な分析となってしまう可能性が高いと思われます。カテゴリーを作ったり、カテゴリー関連図を作成したりする作業をおこなう中で、ラベル名を付け変え、抽出しきれていなかったプロパティとディメンションに気づいたり、重要だと思われるプロパティとディメンションが見えてきたりするのです。

重要だと思われるプロパティ、ディメンションが見えてきたら、それをラベル名に取り入れていくことで分析の焦点が徐々に絞られ、データの中心となるカテゴリーが明確になりました。

私たちが考えた関連図B（図11-2）の関連づけでは、ディメンションが十分出ていないところも多く、カテゴリー同士のつながりが破線になっている部分が多くあります。特に、「帰結」の1つである《ク．対応するための移動ができない？》は架空のカテゴリーとなっていますので、今後、これらの不足部分を補足できるようなデータ収集を重ねていくことが必要です。

(f) リサーチ・クエスチョンとカテゴリー関連図が示す現象との一致の確認

私たちが作成したカテゴリー関連図Bでも、照屋君のリサーチ・クエスチョン「2人制審判で、リードを担当した審判員は、ゴール下において何を予測し行動するのか」に照らし合わせてみると、「予測」という表現自体は出てきていません。

しかし、照屋君が作成したカテゴリー関連図Aと同様に、《イ．注目す

べきプレイの判断》や《カ．新たなプレイの察知》など、審判員の「予測」に少なからず関連すると推測できるカテゴリーがいくつか出ています。したがって、リサーチ・クエスチョンで設定した「2人制審判で、リードを担当した審判員は、ゴール下において何を予測し行動するのか」という問いを、今後、データ収集を続けていく中で明らかにできる可能性があると思われます。

(3) 理論的サンプリング

今後、どのようにデータを収集していくとよいでしょうか。

> 戈木C：今回の照屋君の場合は、観察した直後にインタビューをおこなっていますね。観察してからすぐであれば、対象者が自分の行動を覚えていて、そう行動した理由を話しやすいという点がよいと思います。これにくわえて、今回おこなったように、分析をしてから気づいたデータの不足部分や曖昧な部分についても、もう一度インタビューに行って、さらにデータを補足できるといいですね。
>
> 照屋：そうですね。観察場面で見逃してしまったために、直後におこなったインタビューでは聞き漏らした点がありました。観察データを文字に起こしてから、ここの行動の意味が知りたい思った部分もあったので、分析をしてからインタビューに行く意義をすごく感じました。
>
> 戈木C：審判員は、自分が担当するエリアでの反則を見落とさないことを重視しているという話がインタビューで出ていましたから、インタビューデータを確認する形で観察を使うとよさそうですね。

照屋君は、ゼミでのアドバイスを受けて、分析後に追加のインタビューをおこなう大切さに気づきました。ゼミでの議論を通して、言葉の内容が曖昧なこと、審判員によって判断や行動に違いがありそうなことがわかったので、次のデータ収集では、収集項目を再検討し、話し手にとっての言葉の意味を把握する必要があります。照屋君の場合には、リサーチ・クエ

スチョンが、分析結果と大きくずれているわけではないので、焦点を絞り込めばよいと思われます。院生からは、次のような意見が出ました。

E：「右側に行く」という行為が、どういう意味であるかをはっきりさせる必要があると思います。相手審判との間の分担が固定しているものなのか、人や状況によって範囲が異なっていたり、流動的に動くものなのかを確認することも大切だと思います。

照屋：このシーンでは、ボールが右側にあったにもかかわらず、左側に戻ったというところが特徴的でした。【相手審判員との受け渡し】としたものの、このへんの審判員の分担範囲の意識について聞いていきたいです。

B：分担の範囲は常に変わるもののようですから、他の審判員のデータと重ねると変わる可能性がありますよね。

F：持ち場の範囲は、審判員のレベルによって広さが違うかもしれません。

戈木C：まず、それぞれのデータでは、持ち場がどうとらえられているのかをおさえなくてはなりません。その後、データ収集で1事例目の方が「移動（を決める）するのが簡単」と言っている切片と、2事例目の方がこのことをどう考えるのかを対比する。同じことを語っているのか、違いがあるとすれば、なぜそれが生じているのかを比較する。比較のできるデータが複数のデータに出ていると、おもしろい概念を抽出できる可能性が高いように思います。

　公式に各審判員に任されている範囲と、状況に応じて対応しなければならない分担部分については、語りとして情報を収集する必要があります。「リード審判員にとって右側が何を示しているのか」、「審判員の意味する空間とは何か」、「審判員の任される範囲としての持ち場はどのようなものか」をはっきりさせるために、これらの言葉を説明づけられるようなデータを収集します。

　また、中心となるカテゴリーは【優先すべきプレイの判断】だとすると、【優先すべきプレイの判断】として必要な、黒49番になぜ注目しているのか、その判断する状況は何か、審判員がどう感じ、どう考え、どう判断し

たのか、そして、なぜそのような行動をとったのか、その結果、どういう結果になったのか、を聞いてくる必要があります。その他、カテゴリー関連図で架空のカテゴリーとなっていたり、破線の部分についても、データを収集していく必要があります。

4. 院生の学び

ほとんどの院生が、2つのデータ収集法を併用したデータの分析を初めて体験したので、ゼミ日記にはいろいろな学びが書かれていました。以下に、統合テクストを提供してくれた照屋君のゼミ日記を紹介します。

> 研究者にはフィールドに関する知識や理解が求められるため、研究者である私自身が、選手やコーチを経て、審判員であることは研究をおこなう上での強みであることは間違いないだろう。しかし一方で、思い込みやバイアスが生じるという点で大きな危険が潜んでいる。特に今回の分析では、カテゴリーやその関連を検討する際に、私自身の審判員としての経験から、"感覚的"に分析を進めてしまうことの恐怖を感じた。
> このような危険を回避するための手段として、しっかりと研究法を理解して、プロパティとディメンションから言えるかどうかを考える作業を繰り返せば、分析を進めていく上でそれがデータから言えることか立ち返ることができる。
> 戈木C先生の著書の中に「勘やセンスだけではシャーロック・ホームズのような正確さで真犯人（現象を構成する概念）を突き止めることはできません。もちろん勘やセンスも大切でしょうが、それ以前に、基礎となる知識や技法を身につけることが肝要です。」という言葉があった。謎解きのような分析を迷宮入りさせないために、研究法についてしっかりと理解を深めなければと気持ちが引き締まった今回のゼミであった。（照屋君：ゼミ日記より）

表 11-4　照屋君の統合テクストを使った分析（私たちの分析例）

Q：聞き手（照屋君）、X：語り手（審判）、O：観察データ

切片番号	元の番号	切片化したテクスト	プロパティ	ディメンション	ラベル
1	Q.21	じゃあ次は、映像を見ながらお話していきたいんですが、Xさんがリードオフィシャルの場面です。	Xさんの役割	リードオフィシャル	リードの場面
2	O.1	Xさんはエンドラインから右て45度、スリーポイントラインから約2メートル離れた黄のベンチ前から、黄22番のゴール下のショットを見ている。	位置 見ているもの 視線先の選手のプレー 審判の立場 行動 選手集団との距離 選手集団との位置関係 選手への接近度合	エンドラインから右45度方向、スリーポイントラインから約2m、黄チームのベンチ前 黄22のゴール下のショット ゴール下のショット トレイル[黄側のゴール] 選手のゴール下ショットを見ている 遠い？ 後方 低い	ゴール下ショットの目視

切片番号	元の番号	切片化したテクスト	プロパティ	ディメンション	ラベル
3	0.2	ショットが成功し、攻守が切り替わると、後向きのままサイドラインと平行に走り出し、同時に右手を振り上げて2得点を認める合図をする。	攻守が切り替わる理由 走るタイミング 体の向き 走る方向 行動 右手を振り上げる行動が意味するもの 合図中に走る度合 移動の速度 行動の変化の度合 審判の役割 迷う度合	ショットの成功 攻守の切り替わり 後ろ（進行方向に反対）向きのまま サイドラインと平行（黒のゴール方向） 後ろ向きのまま走り出す、右手を振り上げる 2得点を認める合図 高い [同時に] 早い [走り出す] 高い [走り出す] 得点認定、トレイル 低い？	攻守の切り替わりと走りながらの得点認定の合図
4	0.3	ハーフラインを通過する付近で、手を下ろし、合図を止める。その間も（選手間に起こる突発的な出来事に対応するため）、後方から目をそらさない。	位置 タイミング 行動 行動が意味するもの 審判の役割 視線の方向 視線の向きを変えない理由 前方の選手の数	ハーフライン（コートの中心） ハーフライン通過時 手を下ろす、後方を見る （得点を認めるのを）合図をやめる トレイルからリードにうつる？ 後方（の選手集団？） 低い [そらさない] （選手間に起こる突発的な出来事に対応するため） 0人	後方への視線の保持

5	0.4	ハーフラインを過ぎると、軽く1度サイドステップを入れて、走り方をそれまでの方向に向かって変え、進むの間も（選手間に起こりうる突発的な出来事に対応しようと）後方から目をそらさず、左肩口から後方の選手集団を見守る。	タイミング 行動 サイドステップの程度 サイドステップを入れた理由 体の向き 体の向きを変える度合 視線の方向 視線の動き 視線をそらさない理由 見る姿勢	ハーフラインを過ぎて サイドステップ 軽く1度 走り方を→進行方向へ 後ろ向き→進行方向へ 高い [後ろ向きから進行方向へ] 後方の選手集団 なし [目をそらさず] （選手間に起こる突発的な出来事に対応するため） 正面→左肩口被しに見る	向きを変えながら後方の選手集団の動きを見守る
6	0.5	フリースローラインを越える辺りを走る、黄33番と黒49番を追い抜き、走るスピードを緩め、後ろ向きで歩きながら大きく3歩でエンドラインを越え。	位置 追い抜いた選手 選手との位置関係 行動 体の向き 移動の速度 移動した場所 視線の方向 エンドラインの越え方	フリースローラインを越えるあたり 黄33、黒49 選手の前方 [追い抜き] 先頭選手を追い抜いてエンドラインを越える 後ろ向き 速い [走る]→緩める エンドラインを越えたところ 黄33と黒49 歩きながら大きく3歩で越える	先頭選手を追い抜きエンドラインを越える

切片番号	元の番号	切片化したテキスト	プロパティ	ディメンション	ラベル
7	Q22	エントリーは右側（画面）を指差しながら）。で、右から左側に戻って、また右側に行って……っていう動き。今のこの中で、何考えてるかを教えてもらってもいいですか？	語りが示している行動 自分（リード）からみたエンド リード方向 自分の役割 プレイの種類 プレイしている選手 移動した理由 移動方向	切片8,9 右側 リード ポストプレイ 黒2と黄24 その（黒2と黄24の）右方向	ポストプレイを見るために近づく
	X23	じゃあいきましょう。まず最初にボールのエントリー（攻める方向のコートに入ってくること）はリードから見て右側でした。右側でポストプレイ（黒2番・黄24番）があって、その（ポスト）プレイを見るために右側に寄りました。	プレイ選手との距離の変化 移動に影響したもの	近くなる [右に寄る] プレイの位置	

				ポストプレイへの注目
8	0.6	Xさんはエンドラインを越えるとすぐに、エンドラインから見て右側のエルボー（制限区域のフリースローライン側の角）にいる黄24番に背中を向けて黒2番がボールをもらおうとしているポストプレイに目を向ける。	タイミング 居る場所 注目した方向 目を向けた方向の変化 視線先の選手 選手のプレイ内容 選手との距離 注目した理由	エンドラインを越えてすぐ エンドラインを越えたところ 右側のエルボー（制限区域のフリースローライン側の角）のポストプレイ あり［目を向ける］ 黄24と黒2 黄24に背中を向けて黒2がボールをもらおうとしている ？ ？	プレイをみるための全速力移動
9	0.7	エンドラインと平行に全速力で走り、ゴール下を越えて制限区域の端に内側の足（左足）が来るところで止まる。	走る方向 移動力の速度 止まった場所 移動距離 行動 移動の理由 選手との距離	エンドラインと平行 速い［全速力］ 制限区域の端より外？ 約 Xm？ 全速力で走り、止まる (ポスト)プレイをみるため［切片7より］ 黄24と黒2に近くなる？	
10	0.8	止まるのとほぼ同時に黒2番にボールが入る。レイオフシャルのYさんも走ってボールを持っている黒2番に近づき、Xさんも立ち止まるのとほぼ同時にボールの入った黒2番に近いフリースローラインの延長上あたりで止まる。	タイミング プレイ内容 相方の動き 相方と選手の距離 相方が止まった位置 相方の移動速度	立ち止まる 黒2にボールが入る 走ってボールを持っている選手（黒2）に近づいて止まる 近づく、約 Xm？ フリースローライン延長上あたり 速い［走る］	相方の近づき

11章　インタビューデータに観察データを加えたテクストの分析 | 189

切片番号	元の番号	切片化したテクスト	プロパティ	ディメンション	ラベル
11	O.9	黒2番を見ながら、黄24番を背にして右手でドリブルを始めると、Xさんはフリースロースローライン付近で交錯するオフボール（ボールを持っていないところ）の選手に顔を向け、	タイミング 顔の向き 注目した選手の位置 行動	選手（黒2）がドリブルを始める 交錯するオフボールの選手＝黒49 フリースローライン付近 顔を向ける	黒49への注目
12	O.10	エンドラインと平行に黒2番・黄24番から遠ざかる方向に向かって大きく1回サイドステップをする。	行動 移動距離 移動の方向 移動方法 移動の速さ 移動した理由	1回サイドステップをふんで遠ざかる 1m位？ 黒2・黄24から遠ざかる方向（左方向） サイドステップ 中？[サイドステップ] 相手審判が近づくのに気がついたから？	黒2・黄24から遠ざかる
13	O.11	エンドラインから見て左側に走りながら、一瞬、掌を広げた右腕をYさんの方向に挙げる。	走る方向 行動 動きの速さ 手を挙げるタイミング 相方との距離 手を挙げる行為が意味すること	左方向 走りながら掌を広げた右腕を相手審判の方向にあげる 早い 走りながら[一瞬] 遠くなる そっちを任せるとの合図？	相方に手を挙げての（合図）
14	X.24	まず最初の（Yさんとの）責任範囲の受け渡しの部分、黒2番と黄24番のコンタクトを見に来て右に寄りました。	審判間で行われたこと 移動した理由 移動した方向 選手との距離	（責任範囲の受け渡し） 選手（黒2と黄24）のコンタクトを見るため 右方向 近づく	選手の接触を見るための右移動

			気づいたこと	相手審判の近づき	相方の接近
15	X.25	だけどもYさんが降りてきた（トレイルオフィシャルの相手審判がベースラインに近づいてきた）ので…	相方と選手との距離「だけども」が意味するもの	近くなる［降りてくる］意図に反した状況の提示	
16	Q.12	再度ゴール下を越えて戻り、制限区域に内側の足（右足）が来ると、足を肩幅に開き、エンドラインに正対して正面（黒49番）を見ている。	移動の反復度 移動のルート 移動した場所 姿勢 見ている方向	高い［再度］ゴール下を越える 左側制限区域の端に内側の足がくる 足を肩幅に開き正面を見る 正面（黒49）	正面（黒49）への注視
17	Q.13	Yさんは黒2番のいる高さまで走りながら、止まる直前に軽く左手を（Xに対して）挙げる。黄24番と黒2番以外の選手はいずれも、エンドラインから見て左側のサイドにいる。	相方の位置 相方の行動 左手を挙げた行為が意味するもの 左手を挙げ（合図を送った）相手 選手集団との位置	黒2番の高さ 走って近づく、左手を軽く上げる 任してくれとの合図? Xに対して 黄24、黒2とは近いが他の選手とは遠い	相方からの（合図）
18	Q.26	相手審判の位置を見て？	見るもの	相手審判の位置	
	X.27	そうだね。Yさんが寄り（近づいて）来たので、（自分は）左側の方を優先させて。	判断したこと 優先させたこと 優先させた理由 判断根拠	逆サイドを優先させること 相方との逆サイド 相方が近づいてきたから 相方と選手との距離	相方との逆サイドの優先

11章　インタビューデータに観察データを加えたテクストの分析

切片番号	元の番号	切片化したテクスト	プロパティ	ディメンション	ラベル
19	X.28	でもこの最初のエンドリーの時には、左の方に優先すべきプレイがなかったので、それがあるとやっぱ番がとれないと思うんだけども、寄って、(パスが)入った。	移動を判断する根拠 移動した方向 移動のタイミング 左の状況	優先すべきプレイの有無 右方向 パスが入る 優先すべきプレイがない	優先するプレイの有無による移動の判断
20	X.29	(パスが)入った後、Yさんが(近づいて)来たので、左に行こうと感じただな。	移動を判断する根拠 移動した方向 移動のタイミング	相方との距離 左方向 Yさんが(近づいて)くる	相方の接近があっての移動の判断
21	O.14	黒9番と黄22番がXさんの前を横切り、ゴール下を通過、目の前を横切る黒9番、黄22番の選手にはついても顔を振っている様子を注視する様子はない。	選手の動き 選手の位置関係 注視する度合	黒9、黄22 自分の前を横切ってゴール下を通過 正面 低い[顔を振らない]	注視していない選手の横切り
22	O.15	エンドラインから見て右側のローポストで、黒9番が黒2番からのボールを受けるが、Xさんは、ボールを持っている黒2番とそれを守る黄24番の選手は見ていない。	プレイ内容 プレイ位置 プレイ選手との距離 視線の方向 ボールの方向をみる度合 ボールをもっている選手 守る選手	黒9が黒2からボールを受ける 右側ローポスト 相方の方が近い [14:X23 (1)] 不明 低い 黒2 黄24	見ていないボールの受け渡しの様子

192

		顔が（視線が）向いている方向・選手の位置		黒49・フリースローライン付近		黒49の目視
23	0.16		顔はフリースローライン付近に位置する黒49番に向けられている。			
24	0.17	タイミング プレイの内容 走る方向 走る速度 移動した場所 ボールを確認する度合 ボールとの距離	黒9番がボールを受けるのと同時に、黒49番が動き始めると、Xさんも右側に向かって走り、外側の足（右足）が制限区域の端よりも少し大きく肩幅を開いて足を止まる。	黒49の走りだし 黒9がボールを受ける 右側 中？[走る] Xm？ 制限区域の端 低い Xm？	黒49の走りだし 黒9がボールを受けると、黒49の移動	黒49に合わせての移動
25	0.18	視線の方向 視線にある選手の動き 視線を移動させる度合 注目度	その間（黒49番に合わせて移動する間）ずっと、フリースローライン辺りからゴール下に走り込む黒49番を見ている。	黒49番 フリースローラインあたりからゴール下に走り込む 低い[その間ずっと~みている] 高い[その間ずっと]		黒49への注目
26	0.19	タイミング プレイの内容 視線の方向 注目度	ボールを受けた黒9番を見る様子はない。	ボールの受け渡しと同時に 黒9がボールを受ける (黒49) 低い 低い		ボールを受けた選手を見る様子なし

切片番号	元の番号	切片化したテクスト	プロパティ	ディメンション	ラベル
27	Q.30	この後、もう1回右側に戻ってくるのは、何を見に戻ってきたんですか？	戻ってきた理由（予測した）プレイの内容選手	カッティングプレイを見に行かなくてはならないから黒49が入ってくる黒49	見に行かなければならないプレイ
	X.31	戻ってきて、そうだよね、今度はこの後、(黒9番にパスが) 入った後、黒49番のカッティング、要は黒49番に対して、見に行かなきゃいけない。	見なければならないタイミング推測する見に行く必要性	パスが入った後高い	
28	Q.32	それはこっちじゃなくて？(画面上の黒9番を指して)	タイミング見えたもの(戻ってきた)理由	こっちに入ったあと黒49の動きだし黒49の動き出しが見えたから	黒49の動き出しへの気づき
	X.33	こっち (ボールを受けた画面上の黒9番を指さしながら) に(ボールが入った後、その後黒49番の動き出しが見えたので。			

29	Q.34	あー、なるほど。じゃあ黒49番と黄33番が入ってきなくてもこっち(右側)には来ましたか?	行かない理由 選手	選手が入ってこなければ 黒49と黄33	黒49が入ってこなければ行かない
	X.35	黒49番と黄33番が入ってこなかったらたぶん(右側に)行ってないと思う。			
30	Q.36	行ってない。ここ(黒9番、黄22番がいる場所)はトレイルから見えるってことですか?	行く度合 見える相手 ここが意味するもの	低い 相手審判 選手(黒9, 黄22)が位置する場所	相方に見える場所
31	O.20	黒49番はゴール下で黄33番に背を向け、黒9番からのバウンズ・パスを受ける。一連の動作で左足を引き、右手で空中でついたドリブルを取り上げ、左に45度回転して、両足で着地して、ボールを持った右手を大きく振り上げてフックショットする。	プレイ内容 プレイ選手 守備の選手 リードから見た選手の向き	バウンズパスをうける、ドリブル、フックショット 黒49 黄33 背中	黒49のショット

11章　インタビューデータに観察データを加えたテクストの分析

切片番号	元の番号	切片化したテクスト	プロパティ	ディメンション	ラベル
32	O.21	Xさんは自分から離れていく黒49番と黄33番のプレイを外側の足（右足）が制限区域の端に来る位置で動かずに見届け、ショットのボールが手から離れるとほぼ同じタイミングで左に2回サイドステップで移動する。	自分と選手との距離 離れていく選手 移動する度合 位置 移動の方向 行動 ステップの回数 移動の距離 移動のタイミング ボールとの距離	離れていく 黒49、黄33 低い [そのまま] ⇒高い [移動] 外側の足が制限区域の端に来る位置 そのまま⇒左方向 見届け、サイドステップで移動 2回 約2m位？ ショットのボール（黄33）の手から離れると同時に ？	ボールのショットに合わせて移動
33	X.37	実際、(Yさんは) ここまで（フリースローラインよりも低く、エンドライン方向に向かって）降りてきてくれるし。	相方の移動位置 相方が空間を狭めてくる度合	ここまで [フリースローラインよりも低く、エンドライン方向に向かって] 高い	相方の接近
34	X.38	でも最後の1on1のところはトレイルだと判断しにくいかな。	シーン 推測する判断しやすさ 判断しにくい立場 判断しにくい理由	最後の1on1 低い トレイル審判 見にくいから？	相方が判断しにくいとの推測

35	0.22	ショットが成功すると、スローインをする黄22番を見ながら、Xさんは左に向かって軽く走る。制限区域の端とスリーポイントラインの間辺りでエンドラインを越えてコート内に入ると、スピードを緩め、歩いている。	プレイ内容 スローインが意味すること タイミング 視線の方向 行動 走る方向 走る速度 速度を落とす位置	ショットが成功、スローイン 攻守の入れ替わり スローイン 黄22 軽く走る 左 やや早い［軽くはしる］ エンドラインを越えてコート内に入ったところ	ショットの成功 ショットの成功と役割の切り替わり

12章
観察法にインタビュー法を加えたデータ収集

三橋さゆり

　この章では、観察法にインタビュー法を併用した研究におけるデータ収集の実際について、私がおこなった研究を紹介しながら説明します。[1]

　研究のテーマは、「小学生の歌唱活動における歌唱技能の習得過程の解明」です。歌唱活動とは、歌唱の練習や成果の発表など、歌唱に関わる活動を指します。この研究での観察場面は、歌唱活動の中でも練習の場面が中心になります。リサーチ・クエスチョンは、「歌唱に必要な表現の手立てを、児童はどのようなプロセスを経て獲得しているのか」そして「教師が、児童の現状に適した指導方策を選ぶ過程で何が起こっているのか」ということです。表現の手立てとは、言葉の抑揚のつけ方、間の取り方、旋律の流れを感じられるような歌い方などの演奏に必要な音楽の知識や技能のことであり、それを獲得するというのは、表現の手立てを用いて実際に歌えるようになることです。

1. 研究の概要

　まず研究の概要について、(1) 観察法とインタビュー法の併用、(2) データ収集の方法、(3) テキストの作成、の順に説明します。

(1) 観察法とインタビュー法の併用

　私がはじめにおこなった研究は、歌唱にとって重要な表現技能の1つである発声技能の習得過程に関する研究（三橋, 2012）[2]で、最初に観察法を

用いてデータを収集しました。しかし観察のみでは、本研究の対象者である教師や児童が、どのような意図をもって練習しているのか、さらには児童が練習の効果をどのようにとらえているのかがわかりません。そこで、対象者である教師と児童の行動とそれに伴う意図や気持ちの両方をとらえるために、観察法とインタビュー法の両方を用いてデータを収集することにしました。まずは、教師の指導に対する児童の反応、教師がどのようにその反応を見極めて指導をおこなうのか、そして教師の指導によって児童の歌唱がどのように変化するのか、などの教師と聖歌隊の児童全体の相互作用と、児童個人の変容に焦点を当てて観察をおこないました。その後、観察のみでは把握することが難しい教師の指導の意図や指導を受ける児童の気持ちについてインタビューをおこなうという手順でデータを収集しました。さらに、グラウンデッド・セオリー・アプローチ（以下、GTA）の考え方に基づき、そこで得られたデータや分析をもとに、理論的サンプリングによって対象を絞り込み、データ収集を繰り返しました。

(2) データ収集の方法

本研究では、カトリック精神に基づいた私立の男子小学校における聖歌隊の練習場面において、教師、児童全体、児童個人という3つの視点からデータ収集しました。以下、(a) データ収集前の準備、(b) 練習場面の観察、(c) 教師と対象のA君へのインタビューという順で、データの収集法を説明します。

(a) データ収集前の準備

歌唱の場面を観察する前に、対象とする教師やA君に承諾をとり、観察の用具を整えました。

まず、観察する小学校の教師には練習場面を観察することへの承諾を得て、観察する日時を相談しました。保護者全体には、保護者会において私が研究の主旨を説明し、児童全体には、私のことを「みんなと一緒に勉強する大学院の学生」として、教師から紹介してもらいました。次に観察対

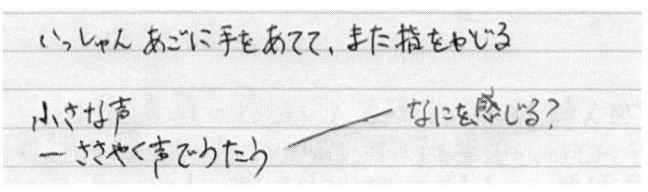

> いっしゃん あごに手をあてて、また指をやじる
>
> 小さな声　　　　　　　　　　── なにを感じる？
> ーささやく声でうたう

図 12-1　メモの一例（2011 年 7 月 21 日）

象とする児童を決定し、児童個人の練習を録音・録画すること、およびインタビューをおこなうこと、得られたデータを誓約書の範囲内で発表することについて、書面で保護者と本人の同意をもらいました。データを収集する当日には、児童個人に口頭で、練習を録音・録画することやインタビューをおこなうことについての同意を得ました。

　観察の用具として、B6 サイズのメモ帳、2 色ボールペン、音声をとる IC レコーダー、ビデオカメラ、三脚を準備しました。2 色ボールペンのうち、1 色は観察のメモに、もう 1 色は、観察中に疑問に思ったことをインタビューの質問項目として書き残すために用いました（図 12-1 参照）。

　メモと録音、録画の 3 つの方法でデータを収集するのは次の理由からです。まずメモをとるのは、その場で感じたことや直観的な解釈や疑問点を逃さないようにするためです。それからメモには、当日の大まかな流れや、詳細なテクストを作成したい部分を記すので、このメモは、あとで録音・録画を振り返るときの地図の役割も果たします。IC レコーダーでの録音は、児童の音声を詳細に記述するためであり、ビデオでの録画は、同時に起こる教師と児童の身振りや姿勢、表情の変化をとらえるためです。

(b) 練習場面の観察

　観察をおこなう上で私は、児童と一緒に歌ったり、指導したりするなどの介入をせずに、観察者に徹する立場から観察をおこないました。観察当日の教師や児童、筆者、ビデオカメラの位置関係は、図 12-2 をご参照ください。歌唱の練習中、ビデオを対象の児童と教師が映るような場所に設置し、観察者（私）は IC レコーダーを左手に持ち、A 君の右に立って、録音しました。指導に対する児童の反応や声の変化を詳細にとらえるため

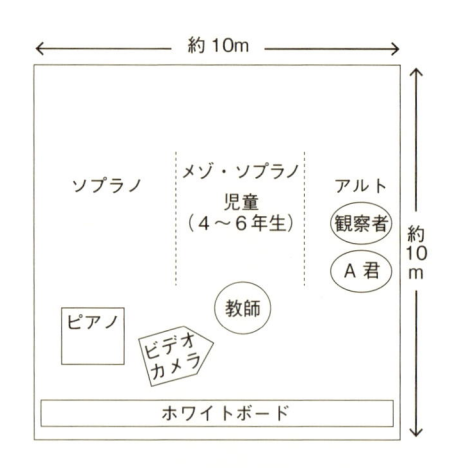

図 12-2 聖歌隊練習の位置関係

に児童個人を観察しました。

　観察中は右手でメモをとり、練習する曲目、練習した内容、大まかな教師の指示、児童の反応と顕著な声の変化などを記録しました。特徴的なリズムやハーモニーに注目して練習する場面など、研究のテーマである表現の手立てを獲得する過程に関する練習には◎印を付けて、あとでどの部分を中心にデータを分析するのかがわかるようにしました。

(c) 教師と対象のA君へのインタビュー

　その日の練習が終了した直後に、教師やA君に対してインタビューをおこないました。教師に対するインタビューでは、各時点での指導の意図などを質問します。児童に対するインタビューでは、曲のイメージや歌っているときに考えていることなどの歌唱に対する気持ち、歌唱活動に対するモチベーション、教師や他の児童との関係などを質問しました。さらに、「この練習をやって、声がよく出るようになったと思いますか」や「その練習をするとどんな感じがしますか」など教師に指示された練習に対してどのように感じているのかということや、「どうしてこの練習をするのですか」などの質問によって、練習の意味をA君がどのように理解してい

るのか、あるいはどの練習が一番歌いやすいのかなど観察する中で思い浮かんだ疑問も質問しました。練習後すぐにインタビューをおこなうことによって、その日の練習やその行動の意図あるいは、曲に対して感じたことなどを対象者が忘れないうちに聞き取ることができます。

(3) テクストの作成

続いて、テクストの作成方法について、(a) 観察した練習の流れを作成する、(b) 録音した音声とメモをもとに練習の一場面を詳細に記述する、(c) 録画の情報を加える、(d) 教師、A君、児童全体の行動の表を作成する、に分けて説明します。

(a) 観察した練習の流れを作成する

まずは、観察時のメモをもとに、観察した日時、対象者、観察の場所を記録します。そして、観察した練習の流れに沿って、練習の時間、練習の内容、教師の指導内容、A君の行為と声、児童全体の行為と声の項目ごとに分けて表を作成しました（表12-1）。この表は対象者の行動を一目で見ることができるので、後に詳細なテクストを作成する際の俯瞰図のような役割を果たします。

(b) 録音した音声とメモをもとに練習の一場面を詳細に記述する

次に、ICレコーダーに録音した音声を聞きながら、教師や児童の会話や歌の内容を記述します。たとえば、表12-1の「25小節目の練習（表の下線部）」の一部は、次のようにテクストを作成しました。

> 教師は、児童が歌い終わるとバリトンの声で平板に抑揚をつけずに歌って、「そのままじゃダメ」と少し高い声で、早口で指摘する。そして次に声を増幅させて、徐々に響きが増すように歌う。

表 12-1　観察した練習の流れの一部（表のF♯4は音高を表す）

日時　2011/07/21/THU./12:30~15:00
人　　指導・指揮の先生、伴奏の先生、4～6年生（62名）
対象　A
場所　第1音楽室
概要　《虹がなければ》を中心に練習を行った。細かく練習した後に通して歌った。
活動の流れ

時間	練習の内容	先生の指導内容	A（対象の児童）の行為／声	児童の行為／声
12：41	背骨を触る。	響かせるために、背骨を触るように指示を出す。「このへん（背中の真中あたりをさわって）と言う。	すぐに背骨を触る。	多くの児童が背骨を触る。
	9小節目	「た（F#4）」の響きを首から頭の後ろに響かせるように指示する。首から頭の後ろを触りながら「（ここに響かせると）気持ちがいいよ」。	首の後ろを触りながら、先生の話を聞く。	多くの児童がタオルを触りながら先生の話を聞く。
	15小節目	「もっと光ってほしい」と指摘する。		
	最初の音を歌う。	ハミングで最初の音を出すように指示する。		ハミングで、それぞれのパートの最初の音を歌う。
	<u>25小節目の練習。</u>			

　このように会話は、発言の内容だけではなく、声のトーンや速さもテクストに加えます。歌っている部分は、歌詞だけではなく、歌唱時の声の質や声の大きさ、音程について、メモに記録しておいた音の変化も参考にしながら詳細に記録します。

(c) 録画の情報を加える

　続いて、ビデオで録画した映像を見て、音声とメモだけでは把握することができない行動に関する情報をテクストに加えます。たとえば、(b) の音声データから作成したテクストに録画の情報を加えると次のようになりました。追加したテクストには下線が引いてあります。

> 教師は、児童の声が増幅しないのを聴くとすぐに頭をかすかに横に振る。そして児童が歌い終わると何もせずにバリトンの声で平板に抑揚をつけずに歌って、「そのままじゃダメ」と少し高い声で、早口で指摘する。そして次に声を増幅させて、徐々に響きが増すように歌う。同時に首の後ろに指揮棒をもっていって下に向かって動かす。上体は30度ぐらい数回前に倒す。

　映像を見ることにより、メモや記憶からは思い起こすことができなかった出来事や観察しきれていなかった対象者の行為の他に、対象者の視線、姿勢や表情の変化を記述します。

　以上のように、観察した練習場面の流れを作成し、収集したデータを音声、映像の順に参考にして情報を追加していくと、無理なく詳細なテクストを作成することができます。

(d) 教師、A君、児童全体の行動の表を作成する

　児童が歌っているときに、教師は児童の歌を聴いて次の指示を決定しています。その教師の指示を見たり聞いたりして児童は歌います。このように、教師と児童双方の行為はそれぞれの行為に影響を及ぼしあっています。そのため、教師の指揮や身振りとそれに応じた児童の歌唱などの非言語のやりとりがおこなわれている場面は、相互作用を把握するために欠かせません。そこで、同時に起こる教師、A君、児童全体の行動をとらえるために（a）〜（c）の手順で作成されたテクストを、教師、A君、児童全体に分けて表を作成しました（表12-2）。このような表を作成することで、それぞれの対象者の行動を書き洩らさないようにすることができます。表12-2におけるテクストの番号については、「T」は教師の行為を、「A」は児童個人の行為を、「児」は児童全体の行為を表します。同じ番号は、同時に起こっていることを表します。たとえばT28とA28、児28は、同時に起こっている行動です。

表12-2　教師、A君、児童全体の行動の表の例

番号	教師の指導	番号	A君の行動	番号	その他の児童の行動
T28	教師は、右手で拍を打つ。上体は垂直のままで、動かない。指揮の動作も、拍を打つ以外は変えない。	A28	Aは首を手で押さえたまま、まっすぐ立って歌う。重心の移動はない。声はよく響いているが、平板である。足の外側の縁だけで立っている。	児28	アルトとメゾの児童が歌う。きれいな声で歌えているが、音量の変化はない。

2. ゼミでの検討内容

次に、ゼミで話し合われた意見を紹介します。これまで述べてきた方法で観察法を用いて収集したデータをもとにテクストを作成し、ゼミの参加者に配布後、各自で分析をしてきてもらいました。ゼミでは、(1) データの収集、(2) テクストの作成、(3) テクストの分析に関して意見交換をおこないました。

(1) データの収集

データの収集については、(a) 児童の反応や感情をとらえる、(b) 必要な情報を漏らさずに収集する工夫、について、参加者から意見が出されました。

(a) 児童の反応や感情をとらえる

まずゼミの参加者から、以下のような指摘がありました。

　　B：切片1ではA君の表情が「無表情」であると、切片9では、A君の表情は「真剣である」と書いてあります（表12-3）。でも、このテクスト

表 12-3 切片 1 と 9 のテクスト

切片	番号	テクスト
1	A 11	29 小節目で A は、鼻を触っていた手を首の後ろにもってくる。最初の音から堂々とした声で歌う。しっかり声は出ているけれども、声に変化はない。顔は無表情で、視線がいろいろなところにいって定まらない。首が少し動く。
9	A 25	A は首を触りながら声を出す。教師の方を向いて、表情は真剣である。姿勢はまっすぐ立ったままである。歌いながら徐々に左足に体重をのせる。頭を後ろにそらせているときよりは声が鳴っているが、盛り上がらず平板な声である。

を読んだ私の印象では、A 君はずっと無表情なのです。全体を見ても、目で観察できるプロパティとディメンションは多く抽出できますが、感情に関するプロパティとディメンションが抽出しにくいと思いました。そのせいで、A 君がロボットみたいでアクティブに感じることができないのではないかと思います。

言われてみると、テクストには感情を示す記述がほとんどありませんでした。また切片 1 は表情を示した数少ない切片ですが、顔が無表情であると解釈した根拠を記述していませんでした。そこで A 君の表情を把握するための方法として、次のような助言がありました。

> D：この子は普通のときにどんな顔をして、口が何ミリぐらい開いて、首がどのくらい傾いているのかなどを事前にわかっておくと、観察をするときに役立つと思います。

これらの指摘のように、事前に A 君の表情をとらえておくと、A 君の感情を把握しやすくなるという意見が出ました。データ収集では、対象とする児童の表情のパターンをとらえるように表情をよく観察する必要があることを学びました。

(b) 必要な情報を漏らさずに収集する工夫

　ICレコーダーやビデオでは把握しきれない事柄を中心にメモをとっていますが、すべてをメモしきれるわけではありません。そこで、必要な情報を漏らさずに収集する工夫として、観察する際に、対象者の様子を把握するために、あらかじめ観察の視点を準備してはどうかという意見が出ました。

> B：情報が多いので、プロパティをある程度準備しておくのはどうでしょうか？　表情の変化や声量など、絶対とらえるべきプロパティをあげて、チェックリストを作るのです。

　このように必ず観察すべき項目を考えて観察をおこなうと、今よりも情報量の多いデータを収集できるようになりそうです。たとえば、私のデータの場合には、歌唱の音量や速度の変化と歌唱中の教師と児童双方の身振りは外せない観察項目なので、これらの項目を一覧にして、必ず観察するようにします。

(2) テクストの作成

　テクストの作成に関しては、以下の（a）客観的な指標を決めて示す、(b) 対象者の行為の意図を明確にする、(c) 相互作用を記述することについての意見が出されました。

(a) 客観的な指標を決めて示す

　テクストを作成する際、行為の内容や声の質に関する記述を含むように心がけましたが、私のテクストには行為の程度や頻度などが抜けていることの指摘を受けました。テクストの中に、「センチ（cm）」や「度（°）」などの客観的な指標を示した方がいいのではないかというアドバイスをもらい、さっそく工夫してみました（表12-4）。たとえば、教師が上半身を傾けている場面では、「傾けている」という記述だけではなく、傾きの度合

表 12-4　客観的な指標を追加したテクスト

テクスト番号	修正前	修正後
T 29（後半）	同時に首の後ろに指揮棒をもっていって下に向かって動かす。	同時に首の後ろに指揮棒をもっていって下に向かって動かす。<u>上体は 30 度ぐらい数回前に倒す。</u>

表 12-5　切片 5 のテクスト

切片	番号	テクスト
5	T 20b	伸ばすところで、拍をたたくのをやめて動作を止める。そして、口を開けて少し上の方を見る。

いが何度ぐらいかを入れると、そのときの様子が具体的にイメージできるようになります。また他の場面で、教師の上半身を傾けた度合いと比較することができます。

(b)　対象者の行為の意図を明確にする

　児童がどのような声で歌うことを教師が目指しているのか、あるいは教師が声の質や練習の方法を言葉や範唱、身振りを用いて提示するときに、どのような意図をもって指導の方策を選択しているのかをテクストに示すことについても、意見が出ました。

　　C：教師が打っている拍の意味合いによって、指導の意図が変わってくるような気がします。教師がおこなっている拍打ちは、全部同じ意味合いではないですよね？
　　三橋：同じ意味合いではありません。拍の打ち方を全然変えていないところがある一方、2 拍目や 3 拍目を強く打っている場面もあります。わざと違えて、どのように拍を打ったときに、児童がどのような反応をするのかを試みているのではないかと思います。
　　E：でも、切片 5（表 12-5）だけではたたくのをやめるとしか読み取れま

表12-6 教師の指導の意図を追加したテクスト（下線部は追加したテクスト）

番号	テクスト （修正は下線）	プロパティ：ディメンション （追加のものは下線）	ラベル （修正は下線）
T 25a	<u>拍を打つのをやめて徐々に上体を60度ぐらい前に倒す。</u>	上半身の重心の変化の有無：あり 上半身の重心の変化の内容：前に倒す 上半身の重心の変化のはやさ： 　　　　　　　　ゆっくり（徐々に） 上半身を前に倒した角度：60度 <u>拍を打つのをやめた理由： 　　　声をたっぷり伸ばしてほしいから 上半身を前に倒した理由： 声を引き延ばして増幅させて次に飛び込むための指示</u>	<u>拍打ちをやめて上半身を前に倒す</u>

　　　せん。
　三橋：切片5では、教師が盛り上がってほしいから拍打ちをやめており、ここでのばしてほしいというサインでした。しかしテクストからは読み取れないかもしれません。
　戈木C：切片ごとに、プロパティ「ここでの拍を止めた意味」と書いて、ディメンションに三橋さんが考える理由を書くようにしたらいかがですか。プロパティとディメンションのレベルで記述しておかないと、カテゴリーを作ることが難しくなります。データ自体にも、解釈とその根拠を入れた方がよいと思います。

　上述のように教師の拍打ちや身振りや指揮の動きのひとつひとつにどのような意図があるのかを観察やテクストの作成をするときに情報を逃さず記述することで、分析に適したテクストが作成できることを学びました。そこで教師の指導の意図は、観察者が推測するプロパティとディメンションを抽出してから、その推測が妥当かどうか、教師にビデオを見てもらい、確認しました。そして教師の姿勢が変化した理由を新たにプロパティにあげて、その理由をディメンションに記しました（表12-6）。
　今後テクストを作成するときには、教師の指導内容だけでなく、インタ

ビューで収集した指導の意図も入れるようにします。

(c) 相互作用を記述する

最初に作成したテクストには、教師と児童の行為をそれぞれ別々に記述しており、両者の相互作用が見えにくい文章になっていました。そこで、以下の意見が出されました。

> D：この研究では、児童の変化に対して、教師がどのように関わっているのかを見たいのですよね。でも、このテクストでは「教師がこうしました、児童がこうしました」とだけ書いてあり、教師のどのような行為を見て児童が行動しているのか、教師は児童の行動をどのように見ているのかという教師と児童の相互作用の部分が抜けてしまっています。
>
> 戈木C：表（「表12-2　教師、A君、児童全体の行動の表の例」p.206）を書くことで時間の流れに沿った変化が一目で見ることができるようになった点はとてもよいと思いますが、そのあとの作業として、相互のやりとりをつなぐようにそのデータを並べてはどうでしょうか。皆さんはどう思いますか？
>
> D：たとえば「教師のこういう様子を見て、児童はこうした」という書き方をすると、相互作用がより明確になります。今は同じ番号になっているだけの「教師が言っているときに児童全体がどうした。A君がどうした」というところを関連づけてテクストを作成した方がよいと思います。

このように、教師と児童の相互作用を分析するためには、対象者の相互関係が把握できるように文章の書き方を工夫する必要があることを学びました。そこで、双方の行為を表す切片に、その行為に影響を与えたと考えられる他者の行為の記述を追加しました。たとえば、教師の指導内容を表す切片には、教師の指導の原因になった児童の歌唱の行為や声の状態を加えたり（表12-7）、児童の歌唱を表す切片には、児童の行為の出現を促した教師の働きかけの記述を追加したりしました（表12-8）。

表12-7　教師の指導を表した切片における修正前と修正後のテクスト

テクスト番号	修正前	修正後 (指導の原因になった児童の行為や声を加筆)
T 29（前半）	教師はなにもせずにバリトンの声で平板に歌って、「そのままじゃダメ」と指摘する。	教師は、児童の声が増幅しないのを聴くとすぐに頭をかすかに横に振る。そして児童が歌い終わるとなにもせずにバリトンの声で平板に抑揚をつけずに歌って、「そのままじゃダメ」と指摘する。

表12-8　児童の行為を表した切片における修正前と修正後のテクスト

テクスト番号	修正前	修正後（教師の働きかけを加筆）
A 65a	Aも他の児童と同じように声を膨らませる。声がよく響いており、だんだん大きくなる。	Aも他の児童と同じように教師が体を大きく動かした2拍目と3拍目で声を膨らませて、抑揚をつける。声がよく響いており、だんだん大きくなる。

表12-9　切片3のテクスト

切片	番号	テクスト
3	A 16	Aも声をよく響かせて歌っている。声の響きはまっすぐである。やや下の方を向いている。重心の変化はなく、まっすぐ立って歌う。

　その他にも、プロパティとディメンションを増やしてそれらの項目をインタビューすることで、教師と児童の相互作用がとらえやすくなるのではないかという意見が出ました。

　　F：切片3番（表12-9）は、「模倣した」というプロパティを追加したら、もうちょっと教師の指示との関係性がはっきりすると思います。A君にも「今やったことは教師を模倣したのか」などと意識的にインタビューするといいと思います。このようなプロパティを増やしていくことで、児童の学習方法に関するバリエーションも増えます。

表 12-10　切片 11 のテクスト

切片	番号	テクスト
11	A 28	Aは首を手で押さえたまま、まっすぐ立って歌う。重心の移動はない。声はよく響いているが、平板である

　そこでこれからは、これらのプロパティを意識しながら、観察やインタビューをおこなう予定です。

3. テクストの分析

　テクストの分析に関しては、「切片分けを工夫する」という意見が出されました。
　1つの切片が1つの内容であると、分析したときにテクストの内容を網羅できます。今回のテクストを作成した段階では、行動の切れ目（楽曲のフレーズや教師の指示ごと）で切片化をおこなっていました。しかし切片が大きいと複数の内容を含んだものとなり、ラベル名を付ける段階で、大事な内容が抜けてしまうおそれがあります。

　　戈木C：切片 11（表 12-10）で、声に関するものと、教師のアクションに対する反応とが一緒になっているので、それを分けて切片をもう少し小さくすれば、教師の行為に対する児童の反応を表すようなカテゴリーができるのではないでしょうか。

　確かに、指摘されたように、切片をもっと細かくして、1つの切片に声と行為のように複数の内容が入らないようにする必要があることに気づきました。そこで、声に関して記述したテクストと身振りに関して記述したテクストを別の切片に分けることにしました。

4. 今後のデータ収集と分析

　最後に、今後のデータ収集と分析の方向について説明します。まず、ゼミで指摘されたように、プロパティの一覧表を作り、その観点から観察したり、分析したりすることを心がけます。現時点でのプロパティの候補は、声に関するものでは、響きの度合い、勢いの度合い、増幅の度合い、音色など、音楽の要素に関するものでは、リズムや旋律の歌い方などです。

　次に、教師と児童や児童同士の相互作用をとらえるために、児童の反応やその反応から生じた指導、あるいはそれらの関係性をとらえるようなデータ収集を試みます。そのためにも、両者の行動を細かく観察し、両者の意図や互いの理解の度合いが明らかになるようなインタビューを計画します。

　観察を終えたら、ゼミであがった意見や助言を参考にしながらテクストを作成します。そしてそのテクストをもとに、関連図を組み立て、本データの関連図と統合します。その統合図をもとに、点線で記されている部分を補えるようなデータや、これまでのデータと対立するようなデータを収集するために、対象の児童を選びます（理論的サンプリング）。このようにデータの収集と分析を繰り返して、児童が表現豊かな歌唱をするようになる過程を提示したいと思います。

[註]

[1]　三橋さゆり（2014）「児童の歌唱における表現の形成過程に関する研究 ── グラウンデッド・セオリー・アプローチに基づいて」平成25年度東京藝術大学大学院博士論文

[2]　三橋さゆり（2012）「暁星小学校聖歌隊における発声技能の習得過程と教師の指導役割の分析 ── グラウンデッド・セオリー・アプローチに基づいて」『音楽教育学』第42巻，第1号，pp.1-12.

おわりに

　質的研究では、研究者が道具となって研究対象を定め、データを収集し、分析します。そのため研究者には、常に自分という道具のバイアスを最少にし、精度を上げるための努力が必要とされます。なかでも研究の核となるデータ収集は、やり直しのきかない即興劇のようなものです。事象の中心となる部分を見定め、調査協力者が無意識のうちに考え行動している事柄までも正確に捉えるためには、自分のバイアスや当たり前だと思ってしまう傾向を排除し、データへの感度を高めなくてはなりません。

　本書では、現時点で私が考えるグラウンデッド・セオリー・アプローチのデータ収集法と、それを基にしたゼミを紹介しました。いうまでもなく、研究法は単なる道具です。しかし、なんの方法も持たずに飛び込んだだけでよいデータが収集できるほど、フィールドは生やさしい場ではないような気がします。

2014年如月
戈木クレイグヒル 滋子

索 引

▶ア 行

アキシャル・コーディング　　51, 53
新しい知見　　16
インタビュー（法）　　35, 39
　　構造化——　　36
　　半構造化——　　37
　　非構造化——　　37
　　——におけるリサーチ・クエスチョン　　66
　　インタビュー法と観察法のデータ統合　　44, 145
インタビューデータ　　10
　　——と観察データをテクストの段階で統合して分析する方法　　46
　　——と観察データを別個に分析して統合する方法　　45
　　——に観察データを加えたテクストの分析　　151
　　——の収集　　77
映像から収集したテクストの分析　　107
映像データ　　87
映像を使った観察データ収集　　87
エスノグラフィー　　31
オープン・コーディング　　51, 52

▶カ 行

概念の関連づけ　　13, 17
概念の抽出　　12, 17, 48
　　——と関連づけの手順　　11
カテゴリー関連図　　ii, 49, 128, 181
カテゴリー同士の関連づけ　　123, 126, 169, 175
カテゴリーの作り方　　48, 53, 123, 169
観察（法）　　39, 43, 44

——におけるリサーチ・クエスチョン　　68
——とインタビュー法のデータ統合　　44, 145
——とインタビュー法の併用　　199
——にインタビュー法を加えたデータ収集　　199
——を用いたデータ収集　　135
木下康仁　　6, 7
グラウンデッド・セオリー・アプローチ（GTA）　　5, 32, 36, 47
　　——の分析の流れ　　52
　　修正版——（M-GTA）　　5
　　日本における——　　3
グレイザー（Glaser, G.）　　29
研究計画書　　32
研究デザイン　　30
研究テーマ　　23
研究に必要な協力者や事例の数　　9
研究変数　　27
研究法＝分析法という誤解　　iii
現象の「図」と「地」→「図」と「地」
現象を正確に把握する方法　　57
原著論文　　23
構造化インタビュー　　36
コクラン・ライブラリ　　i
コービン（Corbin, J. M.）　　10

▶サ 行

参加観察　　40
時間の流れ（出来事の）　　92
質的研究（法）　　3, 85
——におけるリサーチ・クエスチョン　　27

——を用いた原著論文の発表数	3		▶ハ 行	
社会的相互作用	47		パラダイムの分類	1125, 173
収集するデータ項目	32		半構造化インタビュー	37
ストラウス（Strauss, A. L.）	10, 29		比較	14, 15, 17, 42
ストーリーライン	54		「比較する」技法	41
「図」と「地」	39, 88, 93, 138		非構造化インタビュー	37
「図」をとらえる	93, 143		プロパティ	ii, 48
切片化	14, 17, 53		文献検討	24
切片データ	50		変化のプロセス	48
切片分け	213			
セレクティブ・コーディング	51, 54		▶マ 行	
先行研究	25		ミックスド・リサーチ・メソッド	i
相互作用	30, 211		見取り図	90
			メタ・シンセシス	i
▶タ 行			メモ	163, 203
ターケル（Terkel, S.）	35			
「地」と「図」→「図」と「地」			▶ラ 行	
中心となるカテゴリー	178		ライフストーリー	31
——（現象名）の選択	127		ラベル名の付け方	121, 167
「地」をとらえる	88, 138		リサーチ・クエスチョン	iii, 8, 21, 25,
ディメンション	ii, 49		38, 40, 57, 63, 80, 83-85, 86, 93, 95,	
適切な質問	80		128, 181	
テクスト	37		——に応じた統合	162
——の検討	38, 43, 138		——の確認	27, 69
——の作成	37, 41, 96, 208		——の特徴	26
データ収集	10, 50, 80		——のレベル	31
——の手順・内容	iii		インタビューにおける——	66
——の方法	36		観察における——	68
——前の準備	200		質的研究における——	27
データ収集法トレーニングゼミ	iii, 57		理論	16, 48, 49
データ分析	11, 50		理論的サンプリング	14, 15, 17, 28, 38,
「問う」技法	41		51, 54, 103, 133, 148, 182	
統合テクスト	44, 145, 162		理論的比較	51, 54, 131
——の分析	166		理論的飽和	14, 15, 17, 51
トランスクリプト（トランスクリプ			倫理審査	32
ション）	10, 37		倫理的配慮	9

索 引 | 217

編著者紹介

戈木クレイグヒル 滋子（さいきクレイグヒル しげこ）
1994年，カリフォルニア大学サンフランシスコ校博士課程修了。看護学博士。
現在，慶応義塾大学看護医療学部／健康マネジメント研究科教授。
主な著書『闘いの軌跡：小児がんによる子どもの喪失と母親の成長』川島書店，『ワードマップ　グラウンデッド・セオリー・アプローチ：理論を生みだすまで（改訂版）』新曜社，『実践グラウンデッド・セオリー・アプローチ：現象をとらえる』新曜社，『グラウンデッド・セオリー・アプローチ　分析ワークブック（第2版）』日本看護協会出版会，『質的研究法ゼミナール：グラウンデッド・セオリー・アプローチを学ぶ（第2版）』医学書院，ほか

執筆者紹介（執筆順）

髙嶋希世子　首都大学東京健康福祉学部助教
安田恵美子　慶應義塾大学看護医療学部准教授
岩田　洋子　杏林大学保健学部講師
三橋さゆり　埼玉大学教育学部准教授

グラウンデッド・セオリー・アプローチ
を用いたデータ収集法

初版第1刷発行	2014年2月25日
初版第3刷発行	2021年1月25日

編著者　戈木クレイグヒル 滋子
発行者　塩浦　暲
発行所　株式会社 新曜社
　　　　〒101-0051　東京都千代田区神田神保町3-9
　　　　電話 (03)3264-4973・Fax (03)3239-2958
　　　　E-mail：info@shin-yo-sha.co.jp
　　　　URL　http://www.shin-yo-sha.co.jp/
印　刷　メデューム
製本所　積信堂

©Shigeko Saiki-Craighill, editor, 2014 Printed in Japan
ISBN978-4-7885-1371-6　C1036